高职高专药学类专业实训教材

药品检验综合实训

主　编　张宝成　訾少锋
副主编　王启海　朱影影

编　者（以姓氏笔画为序）
王启海（安徽中医药高等专科学校）
叶六平（淮南市食品药检所）
纪从兰（安徽中医药高等专科学校）
吴寅子（安徽医学高等专科学校）
张宝成（安徽中医药高等专科学校）
张黎娟（亳州职业技术学院）
金齐武（淮南职业技术学院）
黄　靖（皖西卫生职业学院）
程　正（铜陵市食品药检所）
訾少锋（亳州职业技术学院）

东南大学出版社
SOUTHEAST UNIVERSITY PRESS
·南京·

图书在版编目（CIP）数据

药品检验综合实训 / 张宝成,訾少锋主编. —南京：
东南大学出版社,2013.7
高职高专药学类专业实训教材 / 王润霞主编
ISBN 978-7-5641-4367-1

Ⅰ.①药… Ⅱ.①张… ②訾… Ⅲ.①药品检定－高
等职业教育－教材 Ⅳ.①R927.1

中国版本图书馆 CIP 数据核字(2013)第 147262 号

药品检验综合实训

出版发行	东南大学出版社
出 版 人	江建中
社 址	南京市四牌楼 2 号
邮 编	210096
经 销	江苏省新华书店
印 刷	常州市武进第三印刷有限公司
开 本	787 mm×1 092 mm 1/16
印 张	11
字 数	270 千字
版 次	2013 年 7 月第 1 版第 1 次印刷
书 号	ISBN 978-7-5641-4367-1
定 价	25.00 元

＊本社图书若有印装质量问题,请直接与营销部联系,电话:025—83791830。

高职高专药学类专业实训教材编审委员会
成 员 名 单

序

《教育部关于"十二五"职业教育教材建设的若干意见》(教职成〔2012〕9号)文中指出:"加强教材建设是提高职业教育人才培养质量的关键环节,职业教育教材是全面实施素质教育,按照德育为先、能力为重、全面发展、系统培养的要求,培养学生职业道德、职业技能、就业创业和继续学习能力的重要载体。加强教材建设是深化职业教育教学改革的有效途径,推进人才培养模式改革的重要条件,推动中高职协调发展的基础工程,对促进现代化职业教育体系建设、切实提高职业教育人才培养质量具有十分重要的作用。"按照教育部的指示精神,在安徽省教育厅的领导下,安徽省示范性高等职业技术院校合作委员会(A联盟)医药卫生类专业协作组组织全省10余所有关院校编写了《高职高专药学类实训系列教材》(共16本)和《高职高专护理类实训系列教材》(13本),旨在改革高职高专药学类专业和护理类专业人才培养模式,加强对学生实践能力和职业技能的培养,使学生毕业后能够很快地适应生产岗位和护理岗位的工作。

这两套实训教材的共同特点是:

1. 吸收了相关行业企业人员参加编写,体现行业发展要求,与职业标准和岗位要求对接,行业特点鲜明。

2. 根据生产企业典型产品的生产流程设计实验项目。每个项目的选取严格参照职业岗位标准,每个项目在实施过程中模拟职场化。护理专业实训分基础护理和专业护理,每项护理操作严格按照护理操作规程进行。

3. 每个项目以某一操作技术为核心,以基础技能和拓展技能为依托,整合教学内容,使内容编排有利于实施以项目导向为引领的实训教学改革,从而强化了学生的职业能力和自主学习能力。

4. 每本书在编写过程中,为了实现理论与实践有效地结合,使之更具有实践性,还邀请深度合作的制药公司、药物研究所、药物试验基地和具有丰富临床护理经验的行业专家参加指导和编写。

5. 这两套实训教材融合实训要求和岗位标准使之一体化,"教、学、做"相结合。在具体安排实训时,可根据各个学校的教学条件灵活采用书中体验式教学模式组织实训教学,使学生在"做中学",在"学中做";也可按照实训操作任务,以案例式教学模式组织教学。

成功组织出版这两套教材是我们通过编写教材促进高职教育改革、提高教学质量的一次尝试,也是安徽省高职教育分类管理和抱团发展的一项改革成果。我们相信通过这次教材的出版将会大大推动高职教育改革,提高实训质量,提高教师的实训水平。由于编写成套的实训教材是我们的首次尝试,一定存在许多不足之处,希望使用这两套实训教材的广大师生和读者给予批评指正,我们会根据读者的意见和行业发展的需要及时组织修订,不断提高教材质量。

在教材编写过程中,安徽省教育厅的领导给予了具体指导和帮助,A联盟成员各学校及其他兄弟院校、东南大学出版社都给予大力支持,在此一并表示诚挚的谢意。

安徽省示范性高等职业技术院校合作委员会

医药卫生协作组

前　言

为了适应高等职业教育改革与发展的需要，体现工学结合的教学模式，安徽省A联盟医药卫生类专业协作组在2012年底就实训教材开发进行了研讨，在此基础上，根据教育部2013年发布的《高等职业院校药学专业教学标准》，确定了本教材编写形式与内容。本教材以工学结合为出发点，以技能培养为核心，以就业为导向，以提高学生的实践技能为目的。

该教材的特色在于有别于传统实验、实训教材，后者是以仪器使用教学为中心，而本教材采用项目化实训教学方式，实训要点以实例操作的方式展开，并以图文并茂的形式呈现，便于学生学习。每个仪器操作实训项目设置了操作技能考核评分标准，其独立成页，易于从书中分离，以方便教师对学生进行技能的量化考核。全书内容丰富、深入浅出、实用性强，教学过程采用教、学、做一体化模式。在教材编写过程中，仪器分析的教学内容坚持吐故纳新，制剂分析紧扣2010版《中国药典》，全书编者全部来自于长期在教学一线的教师，以及来自于行业从事药物分析一线的技术人员，体现了校企合作开发实训教材的精神。

本教材包括仪器分析技能实训和制剂分析技能实训两个部分。仪器分析技能实训部分精选电子天平、pH计、永停滴定仪、电位滴定仪、旋光仪等药物分析与检测的常用仪器，设置了16个实训项目；药品质量检测技能实训部分按照2010版《中国药典》规定的片剂、注射液、胶囊剂、栓剂、颗粒剂等剂型检测方法，设置了6个实训项目。本教材在内容体系上趋于完整，增强教材的通用性，以方便各院校根据各自的教学需要进行适当取舍。

由于编者水平有限，缺点错误在所难免，恳请读者批评指正！

编者
2013年5月

目 录

第一部分
仪器分析技能实训

实训一　仪器分析实训的基本知识

一、仪器分析实训的基本要求

（一）仪器分析实训的教学目的

仪器分析作为现代的分析测试手段,日益广泛地为科研和生产提供大量的物质组成、结构等方面的信息,因而仪器分析实训或实验已成为高等学校中许多专业的重要课程之一。要学好仪器分析,必须认真做好仪器分析实训。仪器分析实训是学生在教师指导下,以分析仪器为工具,以项目化教学为载体亲自动手获得所需物质化学组成和结构等信息的教学实践活动。通过仪器分析实训,使学生加深对有关仪器分析方法基本原理的理解,掌握仪器分析实训的基本知识和技能;学生会正确地使用分析仪器;合理地选择实验条件;正确处理数据和表达实验结果;培养学生严谨求是的科学态度、敢于科技创新和独立工作的能力。

（二）仪器分析实训的基本要求

1. 做好课前预习　仪器分析实训最大的特点是离不开各种各样的分析仪器。这些仪器精密度高,价格昂贵,实验室不可能购置多套同类仪器设备,因此仪器分析实训教学一般多采用轮转的方式。在这种情况下,实验前的预习就显得尤为重要。学生在实验前必须做好预习工作,仔细阅读仪器分析实训教材,掌握分析方法和分析仪器工作的基本原理、仪器主要部件的功能、操作程序和注意事项。预习时,针对实验原理部分,应结合理论知识相关内容,广泛查阅参考资料,真正做到实践与理论融会贯通;针对操作步骤中初次接触的操作技术,应认真查阅实验教材中相关的操作方法,了解这些操作的规范要求,保证实验中操作的规范化。如有条件,教师可组织学生观看多媒体教学短片。

2. 学会正确使用仪器,爱护仪器设备　学生要在教师指导下熟悉和使用仪器,勤学好问,未经教师允许不得随意开动或关闭仪器,更不得随意旋转仪器按钮、改变仪器工作参数等。要详细了解仪器的性能,防止损坏仪器或发生安全事故。实验中如发现仪器工作不正常,应及时报告教师处理。每次实验结束,应将所用仪器复原,清洗好使用过的器皿,整理好实验室。

3. 养成良好的实验习惯　实验者要准备好记录本,在记录本上拟定好实验方案和操作步骤。在实验过程中,要认真地学习有关分析方法的基本要求,细心观察实验现象,仔细记录实验条件和分析测试的原始数据;学会选择最佳实验条件;积极思考、勤于动手;使用的药品、试剂、水、电、气等都应本着节约原则,不得浪费。培养良好的实验习惯和科学作风。

4. 遵守实验室纪律 学生应严格遵守实验纪律,不缺席,不早退,有事要请假,并跟老师约好时间,另行补做。每次实验应提前10分钟进实验室。保持室内安静,禁止在实验室内嬉闹。

5. 严谨操作

（1）认真听取实验前的课堂讲解,进一步明确实验原理、操作要点和注意事项。仔细观察教师的示范操作,保证基本操作规范化。

（2）按拟定的实验步骤操作,既要胆大又要细心。仔细观察实验现象,认真测定数据。每个测定指标至少要做3个平行样。有意识地培养自己高效、严谨、有序的工作作风。

（3）观察到的现象和数据要如实记录,做到边实验、边思考、边记录。不得用铅笔记录,原始数据不得涂改或用橡皮擦拭,如有记错可在原数据上划一横杠,再在旁边写上正确值。

如发现实验现象或测定数据与理论不符,应尊重实验事实,并认真分析和检查原因。也可以通过做对照实验、空白实验或自行设计实验来核对。

6. 认真写好实验报告 撰写实验报告是仪器分析实训的延续和提高,实验报告应简明扼要,图表清晰。实验数据的处理与分析都要在报告中体现出来。实验报告应包括以下项目:实验名称、实验日期、简明实验原理、实验仪器类型与型号、主要实验步骤、实验数据及其处理、讨论等。写实验报告时要忠实原始记录,不得涂改数据。报告中所列实验数据要符合有效数字的表示方式。各种数据与结论表达要简明正确,符合逻辑、有条理性,需要时还要附上应有的图表。对实验结果的分析与讨论是实验报告的重要部分,其内容无固定模式,可以涉及诸如对实验原理的进一步深化理解、做好实验的关键、失败的原因分析、实验现象的解释、结果的误差分析以及对该实验的改进意见等各个方面。学生可就其中体会较深者讨论一项或几项。

二、实训数据的处理

数据处理是指从获得数据开始到得出最后结论的整个加工过程,包括数据记录、整理、计算、分析和绘制图表等。数据处理是实验工作的重要内容,涉及的内容很多,这里仅介绍一些基本的数据处理方法。

（一）可疑数据的取舍

分析测定中常常有个别数据与其他数据相差较大,成为可疑数据(或称离群值、异常值)。对于有明显原因造成的可疑数据,应予舍去。但是对于找不出充分理由的可疑数据,则应慎重处理,应借助数理统计方法进行数据评价后再行取舍。常用的检验方法有 Q 检验法、Dixon 检验法和 Grubbs 检验法等。往往通过对异常数据的观察,可以发现引起系统误差的原因,进而改进过程和试验。

（二）有效数字及其运算规则

由于误差的存在,任何测量的准确度都是有限的,因此在记录数据时既不可随意多写数字的位数,夸大测量的精度,也不可轻率少写数字的位数,降低测量的精度。在小数点后的"0"也

不能任意增加或删去。在进行运算时,还须注意遵守下列规则:

(1) 有效数字的修约按国家标准文件《数值修约规则》进行:在拟舍弃的数字中,若左边的第一个数字≤4,则舍去;在拟舍弃的数字中,若左边的第一个数字≥6,则进一;在拟舍弃的数字中,若左边的第一个数字为5,其右边的数字并非全部为0,则进一;在拟舍弃的数字中,若左边的第一个数字为5,其右边的数字皆为0,所拟保留的末位数字为奇数时,则进一,若为偶数(包括"0")时,则不进;有效数字的修约应一次完成,不得连续进行多次修约。

(2) 加减运算结果中,保留有效数字的位数应与绝对误差最大的相同;乘除运算结果中,保留有效数字的位数应以相对误差最大的数据为准。

(3) 对数计算中,对数小数点后的位数应与真数的有效数字位数相同。

(4) 计算式中用到的常数如 π、e 以及乘除因子等,可以认为其有效数字的位数是无限的,不影响其他数据的修约。

(三) 分析结果的表示方法

取得实验数据后,应以简明的方法表达出来,通常有列表法、图解法、数学方程表示法等三种方法,可根据具体情况选择一种表示方法。

列表法是将一组实验数据中的自变量和因变量的数值按一定形式和顺序一一对应列成表格,是最常用的数据表达方式,比较简明、直观。列表时应有完全而又简明的表名,在表名不足以说明表中数据含义时,则在表名或表格下面再附加说明,如获得数据的有关实验条件、数据来源等。表中数据有效数字位数应取舍适当,小数点应上下对齐,以便比较分析。

图解法是将实验数据按自变量与因变量的对应关系标绘成图形,直观反映变量间的各种关系,便于进行分析研究。每个图应有简明的标题,并注明取得数据的主要实验条件、作者姓名以及实验日期。图解法是整理实验数据的重要方法,通常借助标准工作曲线法、曲线外推法、图解微分法和图解积分法直接或间接获得样品的有关信息。这些处理方法与基础化学分析课程中介绍的相似,本教材不再赘述。

数学方程表示法是对数据进行回归分析,以数学方程式描述变量之间关系的方法。仪器分析实训数据的自变量与因变量之间多成直线关系,或是经过适当变换后,使之呈现直线关系,因此仪器分析中比较常用的是一元线性回归分析,多采用平均值法和最小二乘法完成。

仪器分析实训和化学分析实验相比,实验数据和信息量要大得多,要注意利用先进的计算机技术进行分析处理,例如大家熟悉的 Microsoft Excel、Origin 等系列软件就可以根据一套原始数据,在数据库、公式、函数、图表之间进行数据传递、链接和编辑等操作,从而对原始数据进行汇总列表、数据处理、统计计算、绘制图表、回归分析及验证等。

三、仪器分析实训室的安全常识

在仪器分析实训中,经常使用有腐蚀性的易燃、易爆或有毒的化学试剂,大量使用易损的玻璃仪器和某些精密分析仪器,实验过程中也不可避免用到电、水等。为确保实验的正常进行和人身及设备安全,必须严格遵守实验室的安全规则:

（1）实验室内严禁饮食、吸烟，一切化学药品禁止入口，实验完毕须洗手；水、电用后应立即关闭；离开实验室时，应仔细检查水、电、门、窗是否均已关好。

（2）了解实验室的基本情况，有哪些危险品；关注实验台、洗涤、通风、废液回收、电源、钢瓶等基本设施；了解实验室的灭火细沙和灭火器、淋洗器、洗眼器等。

（3）使用电气设备时，应特别细心，切不可用潮湿的手去开启电闸和电器开关。凡是漏电的仪器不可使用，以免触电。

（4）使用精密分析仪器时，应严格遵守操作规程，仪器使用完毕后，将仪器各部分复原，并关闭电源，拔去插头。

（5）浓酸、浓碱具有强烈的腐蚀性，使用时均应在通风橱中操作，注意戴上安全手套，佩戴护目镜防止其溅入眼中。

（6）使用四氯化碳、乙醚、苯、丙酮、三氯甲烷等有机溶剂时，一定要远离火焰和热源。使用完毕后，将试剂瓶塞好，放在阴凉（通风）处保存。低沸点的有机溶剂不能直接在火焰上或热源上加热，而应用水浴加热。

（7）储备试剂、试液的瓶上应贴有标签，严禁将非标签上的试剂装入试剂瓶。自试剂瓶中取用试剂后，应立即盖好试剂瓶盖。决不可将已取出的试剂或试液倒回试剂瓶中。

（8）将温度计或玻璃管插入胶皮管或胶皮塞前，用水或甘油润滑，并用毛巾包好再插，两手不要分得太开，以免折断划伤手。

（9）加热或进行反应时，人不得离开。

（10）保持水槽清洁，禁止将固体物、玻璃碎片等扔入水槽，以免造成下水道堵塞。

（11）发生事故时，要保持冷静，针对不同的情况采取相应的应急措施，防止事故扩大。

（吴寅子）

实训二　电子天平操作技能实训

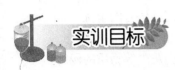

实训目标

1. 了解电子天平的基本结构与测量原理。
2. 掌握电子天平的操作技能。
3. 规范记录数据,并能对数据进行正确分析与处理。

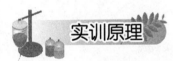

实训原理

1. 电子天平的基本工作原理　电子天平是用于称量物体质量的一种精密分析仪器,如图 2-1 为 FA1104B 型电子天平。电子天平一般采用应变式传感器、电容式传感器、电磁感应式传感器。应变式传感器结构简单、造价低,但精度有限,目前不能做到很高精度;电容式传感器称量速度快,性价比较高,但也不能达到很高精度;电磁感应式电子天平是利用电磁力平衡的原理进行设计的,根据电磁力公式:

$$F = BLI\sin\theta$$

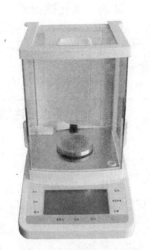

图 2-1　FA1104B 型电子天平

其中,F 为电磁力;B 为磁感应强度;L 为受力导线的长度;I 为流过导线的电流强度;θ 为通电导体与磁场的夹角。由以上公式可知,F 的大小与 B、L、I 及 $\sin\theta$ 均成正比,由于传感器设计好后,其感应线圈的规格尺寸已固定,故其 B、L 均不再改变,而 θ 为 $90°$,则 $\sin\theta=1$,因此,F 的大小与 I 成对应关系。

2. 电子天平的基本结构　电子天平的基本结构包括:

(1) 秤盘:秤盘一般由金属材料制成,安装在天平的传感器上,是天平进行称量的承物装置。

（2）模数（A/D）转换器：模数转换器的转换精度高，易于自动调零，抗干扰能力强，能将输入信号转换成数字信号。

（3）微计算机：该部件是电子天平的数据处理部件，极为关键。它具有记忆、计算和查表等功能。

（4）传感器：传感器也是关键部件之一，它由外壳、磁钢、极靴和线圈等组成，装在秤盘的下方。它的精度、灵敏度都很高。

（5）位置检测器：位置检测器是由高灵敏度的远红外发光管和对称式光敏电池组成的。它的作用是将秤盘上的载荷转变成电信号输出。

（6）PID调节器：PID调节器的作用是保证传感器快速而稳定地工作。

（7）功率放大器：它的作用是将微弱的信号放大，以保证天平的精度和工作要求。

（8）低通滤波器：它的作用是排除外界和某些电器元件产生的高频信号的干扰。

（9）显示器：它的作用是将输出的数字信号显示在显示屏幕上。

（10）机壳：它是电子元件的基座，同时也能保护电子天平不受到灰尘等物质的侵害。

（11）底脚：是电子天平的支撑部件，同时也是电子天平的水平调节部件，一般通过后面两个调整脚来调节天平的水平位置。

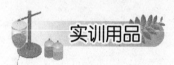

实训用品

1. 实训仪器　电子天平、称量瓶（内装试剂）、称量纸、钥匙、小烧杯等。
2. 试剂　氯化钠粉末。

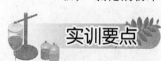

实训要点

操作要点及注意事项	图　解
1. 准备工作 （1）整理天平 ①操作要点：通过旋转天平背面的两个脚调节天平水平位置。如图2-2、图2-3所示。	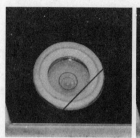 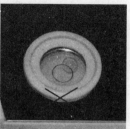 图2-2　　　　　图2-3

操作要点及注意事项	图　解
②注意事项：要使气泡式水平仪的气泡位于圆圈中心。 （2）开机 ①操作要点：通电源，预热。如图 2-4 所示。 ②注意事项：天平使用前必须预热，预热时间一般在 20～30 分钟即可。	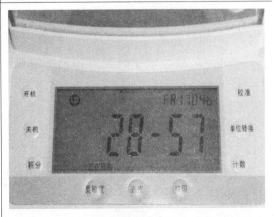 图 2-4
2. 直接法称量 （1）操作要点 ①调零：按调零按钮，使天平显示屏数字显示为 0。如图 2-5 所示。 ②称量：取一张称量纸，叠成铲子，轻轻放在天平托盘上，当显示数字稳定后，即可读数，并记录数据 M_1，纸铲留用。如图 2-6 所示。 （2）注意事项：一定要等显示屏上数字稳定后才能读数。	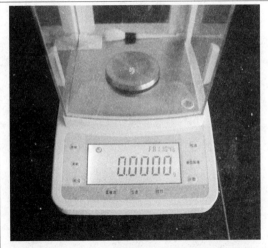 图 2-5 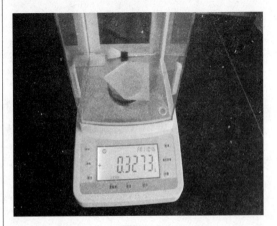 图 2-6

操作要点及注意事项	图　解

3. 加重称量法

（1）操作要点

①除皮：将小纸铲轻轻放在天平的托盘上，显示数字稳定后按一下"除皮"键，显示屏恢复为零。如图 2-7 所示。

②用药匙向纸铲上加 0.294 3 g 氯化钠，并记录数据 M_2。如图 2-8 所示。

（2）注意事项：样品需加在天平盘中央位置。

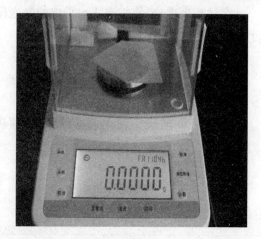

图 2-7

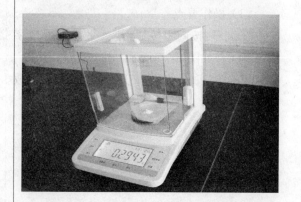

图 2-8

4. 减重称量法

（1）操作要点

①称容器：天平调零后，将称量瓶从干燥器中取出，放在天平托盘中央，显示数字稳定后，用钥匙向称量瓶中加 3.0 g 左右的氯化钠粉末，记录总质量数据为 M_3。如图 2-9、图 2-10 所示。

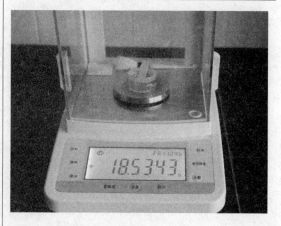

图 2-9

操作要点及注意事项	图　解
②称样品：取出称量瓶，向小烧杯中倒出约 $0.2\,g$ 左右的氯化钠，称出称量瓶和剩余氯化钠粉末总质量，记录数据为 M_4。如图2-11所示。 ③计算：M_3-M_4 即为所称氯化钠粉末的质量。 （2）注意事项：加试样前后，称量瓶的盖子都应放在天平盘上。	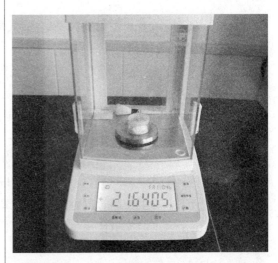 图 2-10 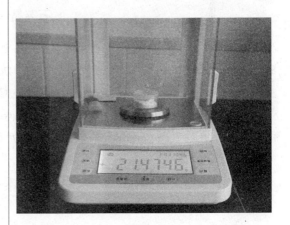 图 2-11

仪器的保养与维护

1. 电子天平应放置于专设的天平室内,天平室应干净、整洁,有相应的除湿和恒温设备,放置电子天平的工作台应固定、平整,避免震动、气流及阳光直射。

2. 电子天平是精密称量仪器,操作时要仔细、认真,动作要轻柔,勿将手压在天平称量盘上。

3. 称取试样时,试样应置于适当称量介质中(称量纸或称量瓶等),不得将试样直接放在称量盘上。

4. 称量过程中试样不得洒落于天平内。如确有少量试样洒落,应及时采用适当器具和溶剂将其清扫、擦拭干净,擦拭过程应动作轻柔,以免损伤天平。

5. 不能向天平盘上加超过其称量范围的试样,否则会损坏天平。

6. 每台电子天平应配备使用登记卡和天平罩。

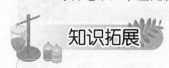 ## 知识拓展

石英晶体微天平

电子天平具有灵敏度高、使用方便、价格适宜等诸多优点,因此目前在药品质量检测领域应用极为广泛。但是从20世纪60年代初期开始,一种灵敏度更高的质量检测器——石英晶体微天平(QCM)已开始逐渐被开发利用。QCM可以进行纳克级(ng,$1 ng = 10^{-9} g$)的质量测定,它与电化学技术联用,即构成了电化学石英晶体微天平(EQCM)。EQCM可同时获得电化学信息和质量信息,具有非常好的实用性和无法比拟的优越性。EQCM目前在金属电沉积、化学修饰电极、生物医学、药物分析、气味检测等方面都有了较多的应用,并且其应用领域还在逐渐扩大,或许有一天EQCM以及类似的微天平会取代普通电子天平,成为药物分析领域最主要的质量检测器。

思考题

1. 称量试样时,试样为什么要置于天平盘中央? 如试样不在天平盘中央会导致什么结果?

2. 在使用电子天平称量时,如何消除重力加速度对称量结果的影响?

【电子天平操作技能考核评分标准】

班级：　　　　姓名：　　　　学号：　　　　得分：

项　目	分值	操作实施要点		得分及扣分依据
基本要求（5分）	2	工作服干净整洁,佩戴干净棉质手套		
	3	不可随意来回跑动,保持安静,严肃认真		
操作前准备（10分）	3	检查称量过程所需工具是否齐备		
	5	检查实验台是否稳固；天平是否处于水平位置,进行相应调整		
	2	检查电源		
称量操作过程（60分）	5	通电源,预热		
	5	调零		
	10	直接法称量一份样品	5 取符合称量要求样品	
			5 轻置天平盘中央,稳定后读数	
	15	加重称量法称量一份样品	5 放称量纸	
			5 去皮	
			5 加样称量	
	15	减重称量法称量一份样品	5 取干净干燥称量瓶,置天平盘中央	
			5 加试样,稳定后读数	
			5 减重法称量规定质量的样品	
	5	各称量结果数据观察、记录		
	5	数据处理		
称量后整理（15分）	3	关闭天平,拔出电源		
	4	清扫天平及台面		
	3	检查天平情况,关天平门,套上防护罩		
	5	填写使用记录		
时间控制(5分)	5	20分钟内完成操作		
交流提问(5分)	5			
总　分				

监考教师：　　　　　　　　　考核时间：

（王启海）

实训三 pH 计操作技能实训

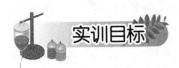

实训目标

1. 了解 pH 计的基本结构与测量原理。
2. 掌握 pH 计的操作技能。
3. 规范记录数据,并能对数据进行正确分析与处理。

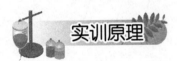

实训原理

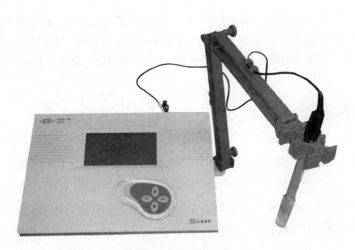

图 3-1 PHS-3D 型 pH 计

1. pH 计测量的基本原理 pH 计是测量溶液酸碱度的重要工具,又称酸度计。测量溶液的 pH 通常用 pH 玻璃电极作为指示电极,饱和甘汞电极(SCE)作为参比电极,插入待测溶液中组成工作电池,用精密毫伏针测量电池的电动势。其电池电动势与溶液 pH 之间的关系式为:

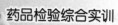

$$E_{电池}=K+0.059\mathrm{pH}\;(25\,℃)$$

若上式中 K 值已知,则由测得的 $E_{电池}$ 就能计算出被测溶液的 pH 值。但实际上由于 K 值不易求得,因此,在实际工作中不能用此公式直接计算出溶液的 pH 值,而是用已知 pH 值的标准缓冲溶液作为基准,比较待测溶液和标准溶液的电动势以消除 K 值的影响。另外,在 25 ℃ 时,pH 玻璃电极的相应斜率是 0.059(V/pH)。但为了保证在不同温度下的测量精度符合要求,还必须要进行温度补偿。

在测量前首先要采用两点校正法对 pH 计进行校准。两点校正法是先用一种接近 pH=7 的标准缓冲溶液进行"定位",再用另一种接近被测溶液 pH 的标准缓冲溶液调节"斜率"。经过校准后的仪器就可以直接测量被测试液了。

2. pH 计的结构 pH 计的型号和产品多种多样,但它们的原理基本相同。图 3-2 所示的是 PHS-3D 型 pH 计结构图。

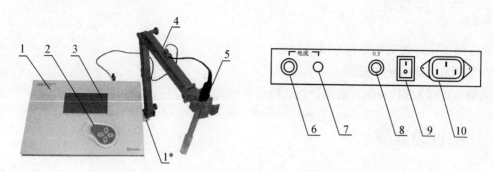

图 3-2 PHS-3D 型 pH 计外形结构(左)及后面板结构示意图(右)

1—机箱;1*—多功能电极架固定座(已安装在机箱底部);2—键盘;3—显示屏;4—多功能电极架;5—电极;6—测量电极插座;7—参比电极接口;8—保险丝;9—电源开关;10—电源插座

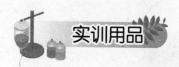
实训用品

1. 实训仪器 PHS-3D 型 pH 计、pH 复合电极、温度计、广泛 pH 试纸。

2. 试剂 邻苯二甲酸氢钾($KHC_8H_4O_4$)标准缓冲溶液(pH 为 4.00)、磷酸二氢钾(KH_2PO_4)和磷酸氢二钠(Na_2HPO_4)标准缓冲溶液(pH 为 6.86)、四硼酸钠($Na_2B_4O_7 \cdot 10H_2O$)标准缓冲溶液(pH 为 9.18);pH 未知的样品溶液。

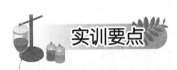

实训要点

操作要点及注意事项	图　解
1. 准备工作 （1）开机 ①操作要点：打开电源开关（图 3 - 3），开机预热 20 分钟。 ②注意事项：根据不同仪器的说明书进行操作，不同仪器预热时间不同。 （2）清洗、安装电极 ①操作要点：用蒸馏水清洗 pH 复合电极（图 3 - 4），滤纸吸干（图 3 - 5）。把电极固定在电极夹上。拔掉短路插头，安装好电极（图 3 - 6）。 ②注意事项：清洗电极后不能用滤纸擦拭玻璃膜，而应用滤纸吸干，避免损坏玻璃薄膜。如不用复合电极，则在测量电极接口"6"处插入玻璃电极插头，参比电极接口"7"处插入参比电极。	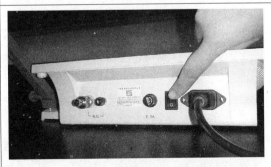 图 3 - 3 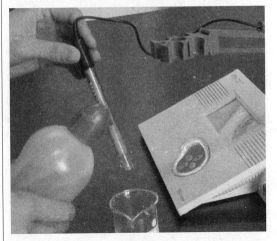 图 3 - 4 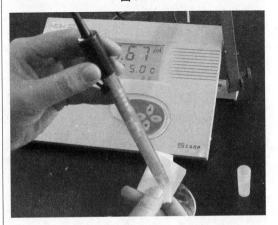 图 3 - 5

操作要点及注意事项	图　解

（3）确定待测液的酸碱性及温度

操作要点：用干净的玻璃棒蘸取少量的待测液，滴在广泛 pH 试纸上，确定待测液的酸碱性（图 3-7）。用温度计测量待测液温度。

（4）根据待测液的 pH 选择合适的标准缓冲溶液，配制标准缓冲溶液。

①操作要点：使用"成套 pH 缓冲剂"袋装产品，按照产品说明配制标准缓冲液。

②注意事项：两点校正法所用的第一种缓冲液为 pH 为 6.86 的标准缓冲液。然后根据待测液酸碱性选择第二种缓冲液，如待测液为酸性，则选用 pH 为 4.00 的标准缓冲液。如待测液为碱性，则选用 pH 为 9.18 的标准缓冲液。本例选用 pH 为 9.18 的标准缓冲液。

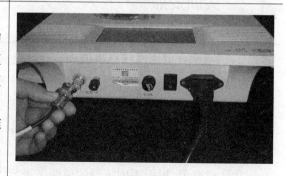

图 3-6

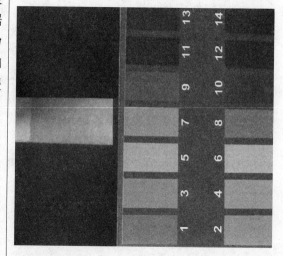

图 3-7

2. pH 计的校准

（1）把 pH 计设置为 pH 测量模式，调节温度至所测溶液温度

操作要点：温度设置方法为按"模式"键一次，使仪器进入溶液温度显示状态（此时温度单位℃指示灯闪亮），按"△"键或"▽"键调节温度显示数值上升或下降，使温度显示值和溶液温度一致，然后按"确认"键，仪器确认溶液温度值后回到 pH 测量状态。

（2）在"定位"模式下用 pH 为 6.86 的标准缓冲溶液校准

操作要点及注意事项	图　解

①操作要点:用少量 pH 为 6.86 的标准缓冲溶液润洗电极三次,然后把复合电极浸入 pH 为 6.86 的标准缓冲溶液中,待读数稳定后按"模式"键调节到"定位"模式。按"△"键或"▽"键调节读数至 6.86(图 3-8)。然后按"确认"键,仪器按照要求的定位数值完成定位标定并进入 pH 测量状态。

②注意事项:将电极插入该缓冲溶液时,电极不要触及杯底,插入深度以溶液浸没玻璃球泡为宜。轻摇烧杯,促使电极平衡。

(3) 在"斜率"模式下用 pH 为 9.18 的标准缓冲溶液校准

①操作要点:用蒸馏清洗电极,再用滤纸吸干。用少量 pH 为 9.18 的标准缓冲溶液润洗电极三次,然后把复合电极浸入 pH 为9.18 的标准缓冲溶液中,待读数稳定后按"模式"键调节到"斜率"模式。按"△"键或"▽"键调节读数至 9.18(图 3-9)。然后按"确认"键。

②注意事项:校正后可用于测量待测溶液,但测量过程中不可再调整"定位"和"斜率"的值。

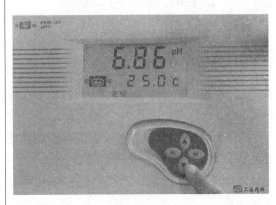

图 3-8

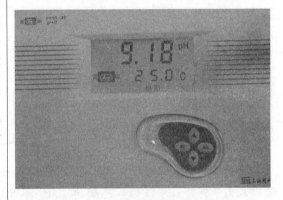

图 3-9

3. 待测液 pH 的测量

(1) 测量待测样品的 pH

①操作要点:把复合电极清洗、吸干,先用少量待测液润洗电极三次,再将电极浸入待测液中,在 pH 测量模式下测定并记录数据(图 3-10)。

②注意事项:将电极插入待测样品中,轻摇烧杯,使电极平衡。平行测定 3 次,记录数据。

(2) 实训结束工作

操作要点:测定完毕,用蒸馏水清洗电极、吸干后套上电极保护套,按要求装好。关闭仪器,拔掉电源插头。擦干净工作台,仪器套上防尘罩,填写使用记录。

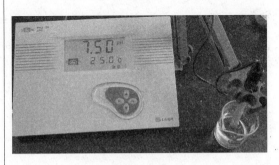

图 3-10

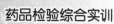

仪器的保养与维护

仪器经常地正确使用与维护,可保证仪器正常、可靠地使用,特别是 pH 计这一类的仪器,具有很高的输入阻抗,而使用环境需经常接触化学药品,所以更须合理维护。

1. 仪器的输入端(图 3-2 中"测量电极插座 6")必须保持干燥清洁。仪器不用时,将短路插头插入插座,防止灰尘及水汽浸入。

2. 取下电极保护套后,应避免电极的敏感玻璃泡与硬物接触,操作时电极不要触及杯底,插入深度以溶液浸没玻璃球泡为宜。

3. 测量浓度较大的溶液时,尽量缩短测量时间,用后仔细清洗,防止被测液黏附在电极上污染电极。

4. 测量结束,及时将电极保护套套上,电极套内应放少量外参比补充液,以保持电极球泡的湿润,复合电极的外参比补充液为 3 mol/L 氯化钾溶液,补充液可以从电极上端小孔加入,切忌浸泡在蒸馏水中。

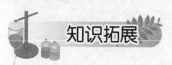

知识拓展

氟离子选择性电极

离子选择性电极是一种电化学传感器,它可将溶液中特定离子的活度转换成相应的电位信号。氟离子选择性电极的敏感膜为 LaF_3 单晶膜(掺有微量 EuF_2,利于导电),电极管内装有 0.1 mol/L NaCl—NaF 组成的内参比溶液,以 Ag—AgCl 作内参比电极。当氟离子选择电极(作指示电极)与饱和甘汞电极(参比电极)插入被测溶液中组成工作电池时,电池的电动势在一定条件下与 F^- 离子活度的对数值呈线性关系:可表示如下:$E = K - \dfrac{2.303RT}{nF} \lg[F^-]$。根据上式,通过测定电池电动势,即可计算待测溶液中 F^- 浓度。

思考题

1. 电位分析法测定 pH 的原理是什么?

2. 在测量溶液 pH 时,为什么 pH 计要用标准 pH 缓冲溶液进行定位? 为什么要进行温度补偿?

【pH 计操作技能考核评分标准】

班级：　　　　　姓名：　　　　　学号：　　　　　得分：

项　目	分值	操作实施要点	得分及扣分依据
基本要求 （5分）	2	工作服干净整洁	
	3	实验室要求：不可随意来回跑动，保持安静，严肃认真	
测量前准备 （20分）	3	检查实验用品是否齐全	
	3	检查 pH 复合电极是否完好	
	2	开机预热	
	6	清洗、安装电极	
	3	确定待测液的酸碱性及温度	
	3	配制标准缓冲溶液	
操作过程 （45分）	2	调节温度	
	13	用 pH 为 6.86 标准缓冲溶液于"定位"模式下校准仪器	
	3	清洗电极，滤纸吸干	
	13	用 pH 为 4.00 或 9.18 的标准缓冲溶液于"斜率"模式下校准仪器	
	3	清洗电极，滤纸吸干	
	8	电极浸入到待测溶液中，测定并及时记录读数	
	3	平行测定 3 次，正确记录数据	
数据处理 （10分）	5	正确算出待测样品 pH 平均值	
	5	测量结果准确并书写实训报告	
结束工作 （10分）	5	清洗电极，将电极按要求装好。关闭仪器，拔掉电源插头	
	5	罩上防尘罩，整理工作台，填写使用记录	
时间控制（5分）	5	30 分钟内完成	
交流提问（5分）	5		

监考教师：　　　　　　　　考核时间：

（吴寅子）

实训四　永停滴定仪操作技能实训

实训目标

1. 了解永停滴定仪的基本结构与测量原理。
2. 掌握永停滴定仪的操作技能。
3. 规范记录数据，并能对数据进行正确分析与处理。

实训原理

1. 永停滴定仪基本结构　永停滴定仪有三个主要部分：两个 Pt 电极与试液组成电解池；外加小电压的电源电路；测量电解电流的灵敏检流计。

2. 永停滴定基本原理　永停滴定法，又称死停滴定法或者双极化电极安培滴定法，采用电解池原理，将两个相同的电极（通常为 Pt 电极）插入待测液中，在两个电极之间外加一个低电压（约为几十毫伏），然后进行滴定，记录滴定过程中通过两个电极的电流变化（I-V 滴定曲线），并由电流的变化确定终点。

当两个相同的 Pt 电极插入被滴液中组成无液接电池时，若为原电池则两极电位相同，电动势为零。如果在电池两极外加一小电压，则有两种情况：

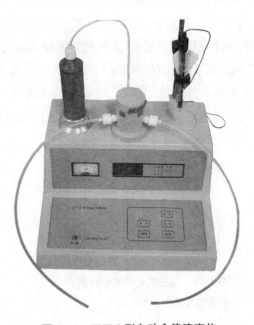

图 4-1　ZYT-2 型自动永停滴定仪

(1) 可逆电对:溶液中存在可逆的氧化还原电对。如 I_2/I^-,其溶液与双铂电极组成电池,当给予很小的外加电压时,接正极(阳极)端的 Pt 电极发生氧化反应:$2I^- - 2e = I_2$,接负极(阴极)端的 Pt 电极发生还原反应:$I_2 + 2e = 2I^-$,即发生电解,则有电流通过。电流的大小取决于浓度低的那个形态,当氧化型和还原型的浓度相等时,电流最大。

但应当指出的是,两电极上得失电子数总是相等的。即电解反应并不改变被滴液中 I_2 和 I^- 的浓度,它们的浓度只受滴定剂加入的影响。

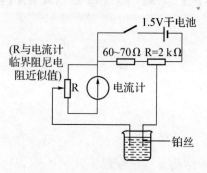

图 4-2　永停滴定仪结构示意图

(2) 不可逆电对:溶液中存在不可逆的氧化还原电对。如 $S_4O_6^{2-}/S_2O_3^{2-}$,当给予很小的外加电压时,只有接正极(阳极)端的 Pt 电极发生氧化反应:$2S_2O_3^{2-} = S_4O_6^{2-} + 2e$,负极(阴极)端的 Pt 电极无反应发生,不能产生电解,无电流通过。

3. 滴定终点的判断

(1) 滴定剂和被滴定物均属于可逆氧化还原电对:滴定曲线的共同点为滴定到达计量点附近时,电流逐渐减至最小,又突然变大即为滴定终点。如用 Ce^{4+} 滴定 Fe^{2+}。

滴定前,溶液中只有 Fe^{2+},不能产生电流;滴定开始后,Fe^{2+} 被氧化,溶液中存在 Fe^{3+}/Fe^{2+} 可逆电对,产生电流,且 $[Fe^{3+}]$ 增加,电流增大,当 $[Fe^{3+}] = [Fe^{2+}]$ 时,电流最大,随后电流逐渐减小;计量点时,没有 Fe^{2+},电流最小;计量点后,溶液中存在 Ce^{4+}/Ce^{3+} 可逆电对,又有电流产生,$[Ce^{4+}]$ 增加,电流增大(图 4-3)。

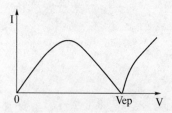

图 4-3　可逆氧化还原电对滴定
可逆氧化还原电对

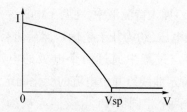

图 4-4　不可逆氧化还原电对滴定
可逆氧化还原电对

(2) 滴定剂为不可逆氧化还原电对,被滴定物为可逆氧化还原电对:以滴定过程中电流降至最小或零电流即为滴定终点。如用 $Na_2S_2O_3$ 滴定含有过量 KI 的 I_2 溶液。

滴定前,溶液中存在 I_2/I^- 可逆电对,产生电流;滴定开始后,$2S_2O_3+I_2=S_4O_6+I^-$,消耗 $[I_2]$,$[I_2]$ 减少,电流减小。计量点时,没有了 I_2,电流最小;计量点后,溶液中存在 $S_4O_6^{2-}/S_2O_3^{2-}$ 不可逆电对,没有电流产生(图 4-4)。

(3) 滴定剂为可逆氧化还原电对,被滴定物为不可逆氧化还原电对:以滴定过程中电流从零突然变大,且不再回零,即为滴定终点。如用 $NaNO_2$ 滴定含芳香胺类药物。

滴定前,溶液中只有 $S_2O_3^{2-}$,不能产生电流;滴定开始后 $2S_2O_3^{2-}+I_2=S_4O_6^{2-}+I^-$,溶液中存在 $S_4O_6^{2-}/S_2O_3^{2-}$ 不可逆电对,没有电流产生;计量点后,有了 I_2/I^- 可逆电对,产生电流,$[I_2]$ 增加,电流增大(图 4-5)。

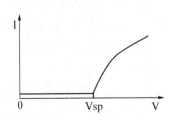

图 4-5　可逆氧化还原电对滴定不可逆氧化还原电对

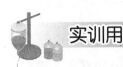

实训用品

1. 实训仪器　电子分析天平、永停滴定仪、称量纸、药匙、烧杯等。
2. 试剂　盐酸普鲁卡因(原料)、溴化钾(分析纯)、盐酸溶液(1→2)、0.1 mol·L^{-1} 的 $NaNO_2$ 滴定液。

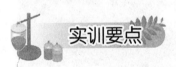

实训要点

以 $NaNO_2$ 滴定液滴定芳香第一胺类药物盐酸普鲁卡因为例:

操作要点及注意事项	图　解
1. 实训前准备 (1) 环境条件:室温应控制在 15~30 ℃,相对湿度应小于 65%。 (2) 样品配制 ①操作要点:取本品(盐酸普鲁卡因)约 0.6 g,精密称定,置烧杯中,加水 40 ml 与盐酸溶液(1→2)15 ml,置电磁搅拌器上搅拌使溶解,加溴酸钾 2 g。 ②注意事项:样品精密称定后于烧杯中充分溶解。	

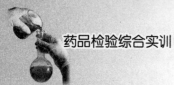
操作要点及注意事项	图　解
2. 仪器操作 （1）操作要点 ①将铂电极插入仪器后部电极插座内，电极放入电极架相应位置上，打开电源开关，如图4-6所示。 ②将三通转换阀置吸液位（阀体调节帽顺时针旋到底，吸液指示灯亮）如图4-7所示，按吸液键，泵管活塞下移，标准液被吸入泵体，下移到极限位时自动停止，如图4-8所示。再转三通阀到注液位（反时针旋到底，注液指标灯亮）按注液键，泵管活塞上移，先赶走泵体内的气泡，活塞上移到上限位时，自动停止，如图4-9所示。 （2）注意事项 ①电极轻拿轻放，注意防止污染。	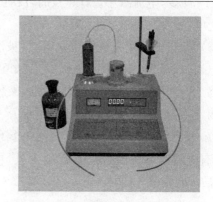 图4-6 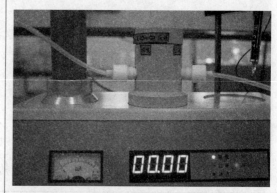 图4-7 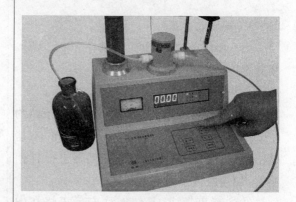 图4-8

操作要点及注意事项	图　解

②上述操作需反复二三次,保证泵体和液路管道中的所有气泡完全排出,同时在整个液路中充满标准溶液。

（3）把电极和滴液管下移,浸入被滴液杯中,如图4-10所示。三通阀置注液位,设置灵敏度,如图4-11所示。

注意事项:电极和滴液管插入液面下的距离要适当,既要保证溶液搅动时不离开液面,又不能距离烧杯底部过近,以防碰到高速转动的转子,击碎电极玻璃泡。灵敏度按药典要求根据不同被滴溶液置 10^{-8} A 或 10^{-9} A。极化电压如是 10^{-8} A 即为 -100 mV, 10^{-9} A 即为 -50 mV,与药典要求保持一致。

（4）杯中放入搅拌棒,打开搅拌开关,调节搅拌速度电位器,使搅拌速度适中。

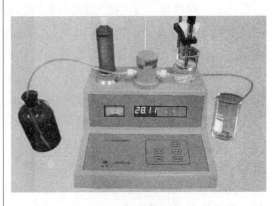

图 4-9

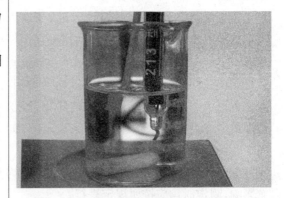

图 4-10

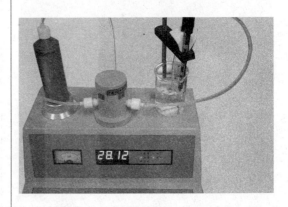

图 4-11

操作要点及注意事项	图　解

（5）三通扭到注液位按"滴定开始"键,仪器就开始自动滴定,如图4-12所示。先慢滴,后快滴,仪器出现假终点后指针返回门限值以下后又开始慢滴后快滴,反复多次,直到终点指针不再返回,约1分20秒后,终点指示灯亮,同时蜂鸣器响,说明滴定结束,此时数字显示器显示的数字就是实际消耗的标准液毫升数,如图4-13所示(注意观察指针偏转)。

注意事项:①在滴定过程中表头指针出现倒打现象应转动一下电极角度,尽量避免出现指针倒打。

②本仪器设有"复零"键,在吸液、注液或滴定过程中按复零键,仪器任何动作都立即停止,数字显示也同时显示00.00 ml。滴定到达终点,经延时后,终点指示灯亮,蜂鸣器响,操作者记录下消耗的毫升数后按"复零"键仪器即退出终点锁定状态,同时数字也复零,如图4-14所示。

③催化剂、温度、搅拌速度对测定结果均有影响,测定时均应按照规定进行。

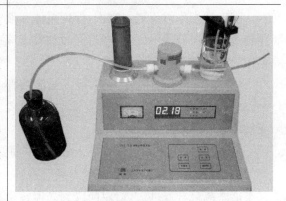

图 4-12

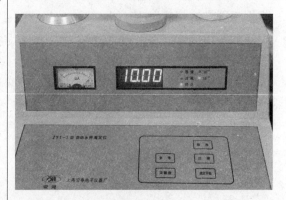

图 4-13

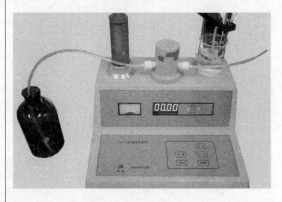

图 4-14

3. 实训结束　数据记录,整理实验仪器,清洗器具,归位。

仪器的保养与维护

1. 电极的清洁状态是滴定成功与否的关键,污染的电极在滴定时指示迟钝,终点时电流变化小,此时应重新处理电极。处理方法:可将电极插入 10 ml 浓硝酸和 1 滴三氯化铁的溶液内,煮沸数分钟,取出后用水冲洗干净。

2. 仪器如长期不用或发生意外要拆卸泵体时,首先要将吸液管和注液管都提高液面,在注液位按注液键,排完泵管内的溶液,然后三通阀置吸液位,按吸液键,先吸掉吸液管道内的溶液到泵体中,然后迅速转动三通阀到注液位(不按任何键),此时仍在吸液,把注液管道中的溶液也吸入泵体中,待泵体活塞接近下限时按复零键,使电机停转,先拧下泵体接头聚乙烯旋钮,再旋下红色有机玻璃外套,双手握住玻璃泵体用力小心上移,活塞螺杆外露时,从泵体椎杆凹槽内取出,倒掉残液并用蒸馏水冲洗。

3. 应定期对仪器按照校验规程进行检定,保证偏差处于规定范围内,一旦偏差超标应停止使用,并通知相关人员进行校正。

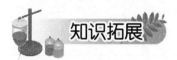

永停滴定与重氮化法

永停滴定法的优点:对于一些尚无合适的指示剂指示终点的容量分析,和一些虽然有指示剂确定终点,但是终点时颜色变化复杂,难以描述终点颜色的方法非常合适;对观察终点很不方便的很多外指示剂法和某些必须过量滴定液才能指示终点到达的容量分析方法,永停滴定法能使结果更加准确。

重氮化滴定法,又称亚硝酸钠滴定法。分子结构中含有芳伯氨基或水解后具有芳伯氨基的药物,在酸性溶液中可与亚硝酸钠发生定量反应,因此可用此法进行含量测定。永停滴定法的仪器简单,终点判断直观、准确,已被我国药典收载为重氮化滴定和卡尔-费休(Karl-Fisher)水分测定确定终点的法定方法。

我国药典收载的芳香胺类的药物如苯佐卡因、盐酸普鲁卡因及其片剂,盐酸普鲁卡因胺及其片剂与注射液,磺胺类药物如磺胺甲噁唑及其片剂、磺胺多辛及其片剂、磺胺嘧啶及其软膏剂、磺胺嘧啶钠等都可用重氮化法直接测定含量,并用永停滴定法确定终点,醋氨苯砜及其注射液,经水解后可用本法测定其含量并由永停滴定法指示终点。

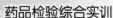
 思考题

1. 除了上述例子,重氮化滴定法还可以用于哪些药物的含量测定?

2. 在滴定前,加入盐酸溶液和 KBr 的目的是什么?

【永停滴定仪操作技能考核评分标准】

班级:　　　　　　姓名:　　　　　　学号:　　　　　　得分:

项　目	分值	操作实施要点	得分及扣分依据
基本要求 (5分)	2	工作服干净整洁	
	3	遵守实验守则,不随意走动,不大声喧哗	
测量前准备 (15分)	5	真实完整记录实验室温度及相对湿度	
	5	电子分析天平操作准确	
	5	物品轻拿轻放,样品无浪费,无洒落	
操作过程 (45分)	10	打开电源,调试仪器,电极插入位置正确	
	10	利用三通阀排气泡操作流利准确	
	10	电极及滴液管插入位置恰当,灵敏度选择准确	
	10	搅拌速度调节准确	
	5	正确记录数据	
数据处理 (10分)	5	准确运用公式计算含量	
	5	测量结果准确	
结束工作 (15分)	5	关闭电源,清洁实训用具	
	5	物品,仪器归位	
	5	填写仪器使用记录	
时间控制(5分)	5	时间控制在 30 分钟	
交流提问(5分)	5		
总　分			

监考教师:　　　　　　　　　　考核时间:

(张黎娟)

实训五　电位滴定仪操作技能实训

实训目标

1. 了解电位滴定法的基本构成与测量弱酸的 pK_a 的原理。
2. 掌握电位滴定法的操作技能。
3. 规范记录数据,并能对数据进行正确分析与处理。

实训原理

图 5-1 显示的是电位滴定装置图,主要由 pH 计、电磁搅拌器和滴定装置组成。

电位滴定法是在滴定过程中通过测量电位变化以确定滴定终点的方法。和直接电位法相比,电位滴定法不需要准确地测量电极电位值,因此,温度、液体接界电位的影响并不重要,其准确度优于直接电位法。普通滴定法是依靠指示剂颜色变化来指示滴定终点,如果待测溶液有颜色或浑浊时,终点的指示就比较困难,或者根本找不到合适的指示剂。电位滴定法是靠电极电位的突跃来指示滴定终点,在滴定到达终点前后,滴液中的待测离子浓度往往连续变化 n 个数量级,引起电位的突跃,被测成分的含量仍然通过消耗滴定剂的量来计算。

在酸碱滴定过程中,随着滴定液的不断加入,被测物与滴定液发生反应,溶液的 pH 不断变化,由加入滴定液的体积和测量的相应的 pH 可绘制 pH-V 曲线,并由曲线突跃确定滴定终点。电位滴定法测定磷酸 pK_a 的基本仪器装置如

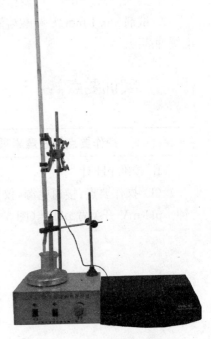

图 5-1　电位滴定装置

图 5-1 所示。即在滴定容器内浸入适当的电极组成原电池,在滴定过程中观察化学计量点附近电极电位的突变(电位突跃)从而确定滴定的终点,并由测得数据计算出被测酸或碱的含量和电离常数。

以磷酸的电位滴定为例,磷酸为多元酸,其 pK_a 可用电位滴定法求得。当用 NaOH 标准液滴定至剩余 H_3PO_4 的浓度与生成 $H_2PO_4^-$ 的浓度相等,即半中和点时,溶液中氢离子浓度就是电离平衡常数 K_{a1}。

$$H_3PO_4 \rightleftharpoons H^+ + H_2PO_4^- \qquad K_{a1} = \frac{[H^+][H_2PO_4^-]}{[H_3PO_4]}$$

当 H_3PO_4 的一级电离释放出的 H^+ 被滴定一半时,$[H_3PO_4] = [H_2PO_4^-]$,则 $K_{a1} = [H^+]$,即 $pK_{a1} = pH$。

同理,

$$H_2PO_4^- \rightleftharpoons H^+ + HPO_4^{2-} \qquad K_{a2} = \frac{[H^+][HPO_4^{2-}]}{H_2PO_4^-}$$

当二级电离出的 H^+ 被中和一半时,$[H_2PO_4^-] = [HPO_4^{2-}]$,则 $K_{a2} = [H^+]$,即 $pK_{a2} = pH$。

绘制 pH-V 滴定曲线,确定化学计量点,化学计量点一半的体积(半中和点的体积)对应的 pH,即为 H_3PO_4 的 pK_a。

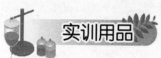
实训用品

1. 实训仪器 pHS-3C 型精密 pH 计、电磁搅拌器、碱式滴定管、烧杯等。

2. 试剂 0.1 mol/L 磷酸溶液、0.1 mol/L NaOH 标准溶液、pH=4.00 和 pH=6.86 的标准缓冲溶液。

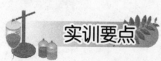
实训要点

操作要点及注意事项	图　解
1. 校准 pH 计 (1)操作要点:接通电源,仪器预热 20 分钟。pH-mV 开关置 pH 挡(图 5-2)。	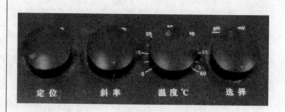 **图 5-2**

操作要点及注意事项	图　解
采用两点校准法,即选择两种标准缓冲液:先用 pH 为 6.86 标准缓冲液进行定位,再用 pH 为 4.00 标准缓冲液校准(图 5 - 3、图 5 - 4)。 (2) 注意事项:在校准前应特别注意待测溶液的温度,以便正确选择标准缓冲液,并调节电位计面板上的温度补偿旋钮,使其与待测溶液的温度一致。	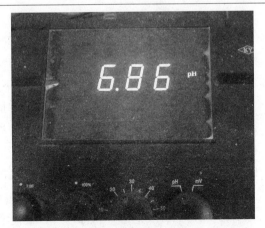 图 5 - 3 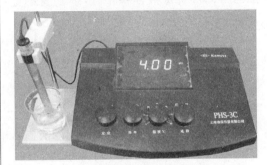 图 5 - 4
2. 电位滴定装置的安装 (1) 操作要点:连接好滴定装置,见图 5 - 5。 (2) 注意事项:检查滴定管是否漏液。	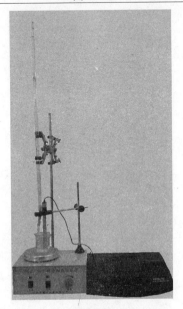 图 5 - 5

操作要点及注意事项	图　解
3. 磷酸的电位滴定 　　(1) 操作要点：精密量取 0.1 mol/L 磷酸样品溶液10 ml，置 100 ml 烧杯中，加蒸馏水 10 ml，开启电磁搅拌器，在溶液不断搅拌下，用 0.1 mol/L NaOH 标准溶液滴定，每加 2.00 ml NaOH 标准液记录一次 pH，见图 5-6，在接近化学计量点（加入 NaOH 液时引起溶液的 pH 变化逐渐增大）时，每次加入体积应逐渐减小，在化学计量点前后每加入一滴（约 0.05 ml），记录一次 pH。尽量使滴加的 NaOH 标准液体积相等，继续滴定直至过了第二个化学计量点时为止。 　　(2) 注意事项：插入电极时要防止电极损坏。滴定液加入后，要充分搅拌溶液，停止时再测定 pH，以得到稳定的读数。滴定过程中搅拌溶液时，要防止碰破玻璃电极，如图 5-7 所示。在化学计量点前后，每次加入体积以相等为好，这样在数据处理时较为方便。	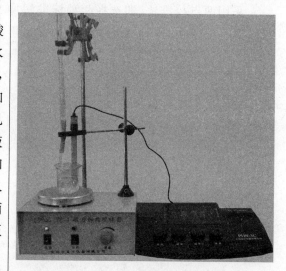 图 5-6 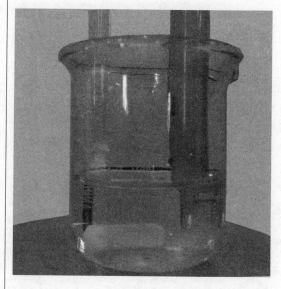 图 5-7

操作要点及注意事项	图　解
4. 数据记录　数据记录在表 5－1 中。 5. 结果计算 　（1）按 pH-V，ΔpH/ΔV-V 法作图及按 Δ^2pH/ΔV^2-V 法作图，确定计量点，并计算 H_3PO_4 的准确浓度。 　（2）由 pH-V 曲线找出第一个化学计量点的半中和点的 pH，以及第一个化学计量点到第二个化学计量点间的半中和点的 pH，确定出 H_3PO_4 的 pK_{a1} 和 pK_{a2}，计算 H_3PO_4 的 K_{a1} 和 K_{a2}。	

表 5－1　数据记录表

滴定液体积 V(ml)	pH 计读数	ΔpH	ΔV	ΔpH/ΔV	平均体积

 仪器的保养与维护

1. 复合电极不用时，可浸泡在饱和氯化钾溶液中。切忌用洗涤液或其他吸水性试剂浸洗。

2. 使用前,检查玻璃电极前端的球泡。正常情况下,电极应该透明而无裂纹;球泡内要充满溶液,不能有气泡存在。

3. 测量浓度较大的溶液时,尽量缩短测量时间,用后仔细清洗,防止被测液黏附在电极上而污染电极。

4. 清洗电极后,不要用滤纸擦拭玻璃膜,而应用滤纸吸干,避免损坏玻璃薄膜,防止交叉污染,影响测量精度。

5. 测量中注意电极的银—氯化银内参比电极应浸入到球泡内氯化物缓冲溶液中,避免电位计显示部分出现数字乱跳现象。使用时,注意将电极轻轻甩几下。

6. 电极不能用于强酸、强碱或其他腐蚀性溶液。

7. 严禁在脱水性介质如无水乙醇、重铬酸钾等溶液中使用。

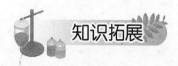

知识拓展

可充式和非可充式 pH 复合电极

可充式 pH 复合电极即在电极外壳上有一加液孔,当电极的外参比溶液流失后,可将加液孔打开,重新补充 KCl 溶液。而非可充式 pH 复合电极内装凝胶状 KCl,不易流失也无加液孔。

可充式 pH 复合电极的特点是参比溶液有较高的渗透速率,液接界电位稳定重现,测量精度较高。而且当参比电极减少或受污染后可以补充或更换 KCl 溶液,但缺点是使用较麻烦。可充式 pH 复合电极使用时应将加液孔打开,以增加液体压力,加速电极响应,当参比液液面低于加液孔 2 cm 时,应及时补充新的参比液。

非可充式 pH 复合电极的特点是维护简单,使用方便,因此也得到广泛的应用。但作为实验室 pH 电极使用时,在长期连续的使用条件下,液接界处的 KCl 浓度会减少,影响测试精度。因此非可充式 pH 复合电极不用时,应浸在电极浸泡液中,这样下次测试时电极性能会很好,而大部分实验室 pH 电极都不是长期和连续的测试,因此这种结构对精度的影响是比较小的。而工业 pH 复合电极由于对测试精度的要求比较低,所以使用方便就成为主要的选择。

1. 用 NaOH 滴定 H_3PO_4，第一化学计量点和第二化学计量点所消耗的 NaOH 体积理应相等，为什么实际上并不相等？

2. 如何根据滴定弱碱的数据求它的电离常数 K_b？

3. 磷酸的第三级电离常数 K_{a3} 可以从滴定曲线上求得吗？

【电位滴定仪操作技能考核评分标准】

班级：　　　　姓名：　　　　学号：　　　　得分：

项　目	分值	操作实施要点			得分及扣分依据
基本要求 （8分）	4	工作服干净整洁			
	4	实验要求：不可随意来回跑动，保持安静，严肃认真			
操作前准备 （12分）	4	检查实验过程所需滴定管、移液管等玻璃器皿是否齐备			
	4	检查电极是否完好			
	4	检查电源和仪器是否正常			
仪器操作 过程（60分）	5	通电源，预热			
	5	安装仪器装置			
	10	校准 pH 计			
	30	磷酸的电位滴定	10	移液管使用是否正确	
			10	电极是否保护和使用得当	
			10	终点前后滴定液量的控制	
	10	数据记录与处理			
称量后整理 （10分）	3	关闭电源			
	3	取下电极，检查电极			
	2	清洗滴定管和玻璃器皿等			
	2	清扫实验台面			
时间控制（5分）	5	90 分钟之内完成操作			
交流提问（5分）	5				
总　分					

监考教师：　　　　　　　　考核时间：

（金齐武）

实训六　旋光仪操作技能实训

实训目标

1. 了解电位旋光仪的基本构成与测量原理。
2. 掌握圆盘式或自动旋光仪的操作技能。
3. 规范记录数据,并能对数据进行正确分析与处理。

实训原理

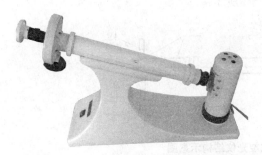 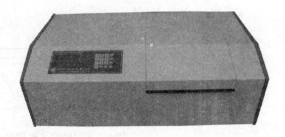

图 6-1　WXG-4 型圆盘式旋光仪(左)和 WZZ-2B 型自动旋光仪(右)

1. 旋光仪的基本原理　图 6-1 所示的是 WXG-4 型圆盘式旋光仪(左)和 WZZ-2B 型自动旋光仪(右)。旋光仪是测定物质旋光度的仪器,其通过对样品旋光度的测量,可以分析确定物质的浓度、含量及纯度等,因此可用于制药、药检、制糖、食品、香料、味精以及化工、石油等工业生产的化验分析或过程质量控制。

(1)偏振光的基本概念:根据麦克斯韦的电磁场理论,光是一种电磁波。光在传播过程中,光振动始终在某一确定方向的光称为线偏振光,简称偏振光。普通光源发射的光不显现偏振的性质,称为自然光。

(2)旋光现象:偏振光通过某些晶体或某些物质的溶液以后,偏振光的振动面将旋转一定的角度,这种现象称为旋光现象。如图6-2所示,这个角α称为旋光角。实验表明,同一旋光物质对不同波长的光有不同的旋光度。因此,通常采用钠黄光(589.3 nm)来测定旋光度。旋光度还与旋光物质的温度有关。如对于蔗糖水溶液,在室温条件下温度每升高(或降低)1 ℃,其旋光度约减小(或增加)0.024°。因此对于所测的旋光度,必须说明测量时的温度。旋光度还有正负,这是因为迎着射来的光线看去,如果旋光现象使振动面向右(顺时针方向)旋转,这种溶液称为右旋溶液,如葡萄糖、麦芽糖、蔗糖的水溶液,它们的旋光度用正值表示。反之,如果振动面向左(逆时针方向)旋转,这种溶液称为左旋溶液,如转化糖、果糖的水溶液,它们的旋光度用负值表示。严格来讲旋光度还与溶液浓度有关。在要求不高的情况下,此项影响可以忽略。

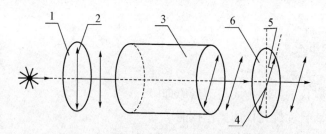

图6-2　WXG-4型圆盘式旋光仪原理示意图

1—起偏器;2—起偏器偏振化方向;3—旋光物质;

4—检偏器偏振化方向;5—旋光角α;6—偏振器

2. WXG-4圆盘式旋光仪的基本结构　如图6-3所示。

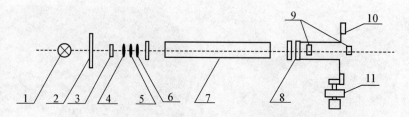

图6-3　WXG-4型圆盘式旋光仪结构示意图

1—光源;2—毛玻璃;3—聚光镜;4—滤色镜;5—起偏镜;6—半波片;

7—试管;8—检偏镜;9—物、目镜组;10—度盘及游标;11—度盘转动手轮

从光源1射出的光线,通过聚光镜3、滤色镜4经起偏镜5成为平面偏振光,在半波片6处产生三分视场。通过检偏镜8及物、目镜组9可以观察到如图6-4所示的三种情况。转动检偏镜,只有在零度时(旋光仪出厂前调整好)视场中三部分亮度一致(图6-4(b))。

当放进存有被测溶液的试管后由于溶液具有旋光性,使平面偏振光旋转了一个角度,零度视场便发生了变化(图6-4(a)或(c))。转动检偏镜一定角度,能再次出现亮度一致的视场。这个转角就是溶液的旋光度,它的数值可通过放大镜从度盘10上读出。

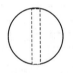　　

（a）大于（或小于）零度的视场　　（b）零度视场　　（c）小于（或大于）零度视场

图 6-4

测得溶液的旋光度后，就可以求出物质的比旋度。根据比旋度的大小，就能确定该物质的纯度和含量了。

比旋度的一般公式为：

$$[\alpha]_\lambda^t = \frac{\alpha}{c \cdot L}$$

式中：$[\alpha]$ 称为该物质的比旋度；α 为温度 t 时用 λ 光测得的旋光度；L 为测定管的长度，单位用 dm；c 为溶液浓度，单位用 g/ml。

为便于操作，旋光仪的光学系统应倾斜 $20°$ 安装在基座上。光源采用 20 瓦钠光灯（波长 $\lambda = 5\,893\text{A}°$）。钠光灯的限流器安装在基座底部，不需外接限流器。旋光仪的偏振器均为聚乙烯醇人造偏振片。三分视界是采用劳伦特石英板装置（半波片）。转动起偏镜可调整三分视场的影荫角（旋光仪出厂时调整在 $3°$ 左右）。旋光仪采用双游标读数，以消除度盘偏心差。度盘分 360 格，每格 $1°$，游标分 20 格，等于度盘 19 格，用游标直接读数到 $0.05°$（图 6-5）。度盘和检偏镜固为一体，借手轮 11 能做粗、细转动。游标窗前方装有两块 4 倍的放大镜，供读数时用。

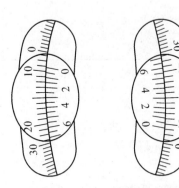

图 6-5　旋光仪双游标读数

3. WZZ-2B 自动旋光仪工作原理　WZZ-2B 采用光电自动平衡原理，进行旋光测量，测量结果由数字显示。仪器采用 20 瓦钠光灯作光源，经起偏镜变为平面振光，当偏振光经过装有旋光性物质的旋光试管，再经过检偏镜投到光电倍增管上，产生光电讯号，最终在显示器上显示旋光度。其结构如图 6-6 所示。

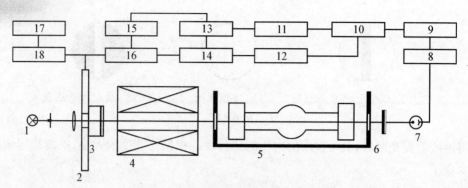

图 6-6 WZZ-2B 型自动旋光仪工作原理

1—钠灯；2—蜗轮蜗杆；3—起偏镜；4—法拉第线圈；5—旋光试管；6—检偏镜；7—光电倍增管；

8—自动高压；9—前置放大器；10—选频放大器；11—阻尼开关；12—调相电路；13—阻尼电路；

14—功率放大器；15—测速发电机；16—伺服发动机；17—显示器；18—编码计数器

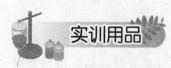**实训用品**

1. **实训仪器** WXG-4 型圆盘式旋光仪或 WZZ-2B 型自动旋光仪、擦镜纸等。

2. **试剂** 蒸馏水、5％葡萄糖溶液。

任务一 WXG-4 型圆盘式旋光仪

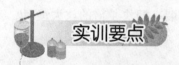**实训要点**

以 5％葡萄糖溶液的旋光度测定为例：

操作要点及注意事项	图　解
1. 操作前准备工作 （1）操作要点：将旋光仪接于 220 V 交流电源。开启电源开关，约 5 分钟后钠光灯发光正常，就可开始工作。 （2）注意事项：检查旋光仪零位是否准确，即在旋光仪没有放旋光管或放进充满蒸馏水的旋光管时，观察零度时视场亮度是否一致。如不一致，说明有零位误差，应在测量读数中减去或加上该偏差值。或放松度盘盖背面四只螺钉，微微转动度盘盖校正之（只能校正 0.5°左右的误差，严重的应送制造厂检修）。	

操作要点及注意事项	图　解
2. 供试品的测定 　　（1）操作要点：选取长度适宜的旋光管，将旋光管一端的螺帽旋下，取下玻璃盖片，注满待测试液，装上橡皮圈，旋上螺帽，直至不漏水为止。 　　（2）注意事项 　　①取旋光管玻璃盖片时要小心，不要掉在地上摔碎。 　　②旋光管中，光路通过的部分尽量不要有气泡，如果有气泡，重新填注待测液，较小的气泡也可将其浮在旋光管凸颈处，如图6-7所示，以确保光路没有气泡。 　　③螺帽不宜旋得太紧，否则护片玻璃会引起应力，影响读数的正确性，然后将旋光管两头残余溶液揩干，以免影响观察清晰度及测定精度。 　　④所有镜片，包括测旋光管两头的护片玻璃都不能用手直接揩拭，应用柔软的绒布或镜头纸揩拭。	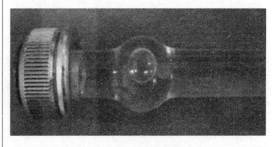 图6-7
3. 测定旋光读数 　　（1）操作要点：转动度盘（图6-8）、检偏镜，在视场中觅得亮度一致的位置，再从度盘上读数（图6-9）。读数是正的为右旋物质，读数是负的为左旋物质。 　　（2）注意事项：旋光管的长度有所不同，计算浓度时需核对。	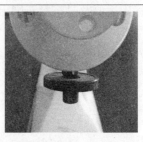 图6-8 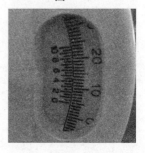 图6-9

操作要点及注意事项	图　解
4．读数并计算比旋度 （1）操作要点 ①采用双游标读数法求得结果：$\alpha = A + B$。式中：A 和 B 分别为两游标窗读数值。 ②根据测出的结果，由公式 $[\alpha]^t_\lambda = \dfrac{\alpha}{c \cdot L}$ 计算出比旋度。 （2）注意事项：如果 $A = B$，而且度盘转到任意位置都符合等式，则说明旋光仪没有偏心差（一般出厂前旋光仪均作过校正），可以不用对项读数法。	

仪器的保养与维护

1．旋光仪应放在通风干燥和温度适宜的地方，以免受潮发霉。

2．旋光仪连续使用时间不宜超过 4 小时。如果使用时间较长，中间应关熄 10～15 分钟，待钠光灯冷却后再继续使用，或用电风扇吹，减少灯管受热程度，以免亮度下降和寿命降低。

3．试管用后要及时将溶液倒出，用蒸馏水洗涤干净，揩干藏好。所有镜片均不能用手直接揩擦，应用柔软绒布揩擦。

4．旋光仪停用时，应将塑料套套上。装箱时，应按固定位置放入箱内并压紧。

【WXG-4 型圆盘式旋光仪操作技能考核评分标准】

班级： 姓名： 学号： 得分：

项 目	分值	操作实施要点	得分及扣分依据
基本要求（5分）	2	工作服干净整洁	
	3	遵守实训室纪律	
测量前准备（25分）	5	实训用品齐全	
	15	测定管的准备	
	5	样品的准备	
操作过程（40分）	5	正确开机	
	5	正确装样品至测定管	
	5	正确调节手轮	
	5	正确读数	
	10	测量过程合理	
	5	正确记录数据	
	5	操作仪器动作流畅	
数据处理（10分）	5	能够根据测量结果进行计算比旋光度	
	5	测量结果准确并书写实训报告	
结束工作（10分）	5	整理仪器和台面,打扫仪器室	
	5	填写仪器使用记录	
时间控制(5分)	5	1小时内完成	
交流提问(5分)	5		
总 分			

监考教师： 考核时间：

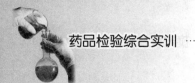
任务二 WZZ-2B 型自动旋光仪

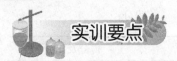
实训要点

以 5% 的葡萄糖溶液旋光度测定为例:

操作要点及注意事项	图　解
1. 恒温操作 操作要点:如对温度有严格要求的供试品,在测定前应将仪器及供试品置规定温度的恒温室内至少 2 小时,使温度恒定。	
2. 通电操作 操作要点:接通电源。 打开电源开关,预热 5~10 分钟。 显示"进入测量模式之前确定打到直流状态观察钠光灯亮度进入测量"(图 6-10)。 打开光源开关,在直流下点亮钠灯。 注意事项:若光源开关开启后钠光灯熄灭,须再将光源开关重复打开 1 到 2 次。	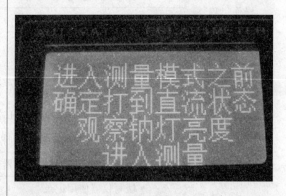 **图 6-10**
3. 进入测量界面操作 操作要点:在操作面板按下测量键,进入到测量界面。中间可显示三组测量数据,下方为实测数值。等三组数据测量完毕,α 会变为 $\bar{\alpha}$(图 6-11),即此时显示为三组数据的平均值。	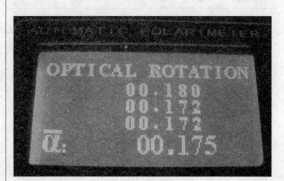 **图 6-11**

操作要点及注意事项	图 解
等显示数值不动后，按"清零键"进行清零（图 6 - 12）。	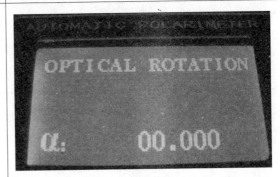 图 6 - 12
4. 空白试剂的测定操作 　　(1) 操作要点：直立旋光管，装空白试剂，放入样品室，盖上箱盖，按"自测键"。待读数稳定后，按"清零"键清零。 　　(2) 注意事项：旋光管使用见 WXG-4 型圆盘式旋光仪操作要点。旋光管安放时应注意标记的位置和方向。	
5. 供试品旋光度的测量 　　(1) 操作要点：取出旋光管，倒出空白溶剂，装满供试品溶液，放入样品室内。盖好箱盖，按自测键，仪器数显窗将显示出该样品的平均旋光度（图 6 - 13）。 　　(2) 注意事项：装供试品前，旋光管应用供试品洗涤数次；旋光管按与测空白试剂相同的位置和方向放入样品室；测定后再以空白校正一次，以确定在测定时零点有无变化，如第二次校正时发现零点有变动，则应重新测定供试品的旋光度。 　　其他注意事项同"空白试剂的测定操作"。	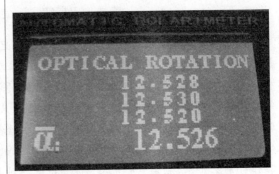 图 6 - 13
6. 关机操作 　　操作要点：仪器使用完毕后，应依次关闭测量按钮、光源开关、电源开关。	

操作要点及注意事项	图　解
7. 比旋光度的计算 关机操作:按下列公式$[\alpha]_\lambda^t=\dfrac{\alpha}{c \cdot L}$计算出比旋度。	

仪器的保养与维护

1. 仪器应放在干燥通风处,防止潮气侵蚀,尽可能在 20 ℃的工作环境中使用仪器。搬动仪器应小心轻放,避免震动。

2. 旋光管使用后,应及时用水或蒸馏水冲洗干净、揩干藏好,样品室内放硅胶吸潮。

3. 钠光灯有一定的使用寿命,连续使用一般不超过 4 小时,并不得在瞬间反复开关。

4. 仪器不用时,应将仪器放入箱内或用塑料罩罩上,以防灰尘侵入。

5. 光源(钠光灯)积灰或损坏,可打开机壳进行擦净或更换。

6. 机械部分摩擦阻力增大,可以打开门板,在伞形齿轮蜗杆处加少许钟油。

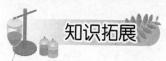

路易·巴斯德——旋光异构现象的发现者

1848 年,法国巴黎师范大学化学家路易.巴斯德(Louis Pasteur,1822～1895)对酒石酸钠晶体的研究,为旋光异构现象即对映异构现象奠定了理论基础。巴斯德研究了酒石酸盐的结构,并以及其精湛的实验技术,将左旋和右旋的酒石酸钠铵的晶体分开,有人说,将酒石酸钠铵结晶用镊子将其分离出左、右旋晶体的成功率只有十万分之一。但巴斯德却四次完成了同一实验,可见他的实验技能之高超,至今仍然是实验科学的典范。

巴斯德分离出酒石酸钠铵的两种晶体,其组成相同,互呈物体与镜像的关系,巴斯德把这种晶体分别溶于水,测定它们的旋光性,发现一种是右旋的,另一种是左旋的。巴斯德注意到:左旋与右旋的晶体外形是不对称的,由此他联想到分子内部的结构,提出:酒石酸钠铵分子结构一定是不对称的;他认为,在左旋和右旋的分子中,原子在空间的排列方式是不对称的,它们彼此互为镜像,不能重合。

巴斯德的研究指出了有机物存在着旋光异构现象,但并没有找出旋光现象的根源。1874 年,荷兰化学家范霍夫和法国化学家勒.贝尔将物质的旋光性与有机物的分子结构联系起来,认为物质具有旋光性的根源在于分子中有不对称碳原子,即手性碳原子。由巴斯德开创的关于有机物旋光性的研究,后来发展为有机立体化学,对于深入分析有机反应、生物化学反应的机理,提供了重要的依据,成为有机化学的一种重要组成部分。

思考题

1. 旋光度的测定有何意义？测定过程中，测定管中为何不能留有气泡？

2. 若样品溶液呈现浑浊或有混悬的小颗粒，能否直接进行测定？

3. 旋光度与比旋光度有何区别？

4. 使用 WZZ-2B 型自动旋光仪时，浓度为 10％的某旋光性物质，用 1 dm 长的样品管测定旋光度，如果读数为－6°，那么如何确定其旋光度是－6°还是＋354°？

5. 为什么在使用 WZZ-2B 型自动旋光仪测定样品前要检查旋光仪的零点？通常用来做零点检查液的溶剂应符合哪些条件？

【WZZ-2B 型自动旋光仪技能考核评分标准】

班级： 姓名： 学号： 得分：

项　目	分值	操作实施要点	得分及扣分依据
基本要求 (8分)	4	工作服干净整洁，佩戴干净棉质手套	
	4	旋光仪室要求：不可随意来回跑动，保持安静，严肃认真	
操作前准备 (12分)	4	检查测量过程所需工具是否齐备	
	4	检查电源	
	4	通电源，预热	
操作过程 (50分)	5	按下直流光源键	
	10	按主面板"测量"键，进行仪器自平衡。清零	
	15	测空白试剂（擦拭、气泡位置），自测，清零	
	20	测已知浓度溶液旋光度	
数据处理 (10分)	5	能够根据测量结果进行计算比旋光度	
	5	测量结果准确并书写实训报告	
测量后整理 (10分)	3	清洗并干燥旋光管，放好	
	3	依次关测量、光源、电源开关，拔掉插头	
	2	清扫样品室，放置干燥剂	
	2	套上防护罩	
时间控制(5分)	5	测量操作在10分钟之内完成操作（不含预热时间）	
数据处理(5分)	5	规范正确处理数据	
总　分			

监考教师： 考核时间：

（訾少锋　纪从兰）

实训七 熔点测定仪操作技能实训

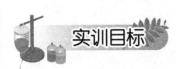

实训目标

1. 了解熔点仪的基本构成与测量原理。
2. 掌握熔点仪的操作技能。
3. 规范记录数据,并能对数据进行正确分析与处理。

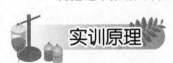

实训原理

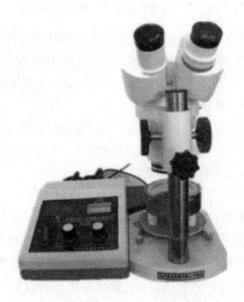

图 7-1 x-4 型熔点测定仪

晶体化合物的固液两态在一个大气压力下成平衡时的温度称为该化合物的熔点。纯粹的固体有机化合物一般都有固定的熔点,即在一定的压力下,固液两态之间的变化是非常敏锐的,自初熔至全熔,温度不超过 $0.5\sim1\,℃$。如果该物质含有杂质,则其熔点往往较纯粹者为低,且熔程(熔点范围称为熔程)较长。故测定熔点对于鉴定纯粹有机物和判断固体化合物的纯度具有很大的价值。

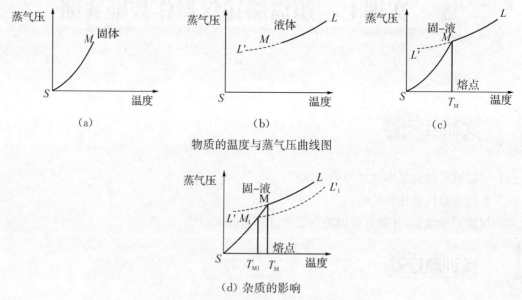

物质的温度与蒸气压曲线图

(d) 杂质的影响

图 7-2 不同形态物质温度与蒸气压关系图

图 7-2 中,图(a)表示该物质固体的蒸气压随温度升高而增大的曲线;图(b)表示该物质液体的蒸气压随温度升高而增大的曲线;图(c)表示图(a)与图(b)的加合,由于固相的蒸气压随温度变化的速率较相应的液相大,最后两曲线相交于 M 处(只能在此温度时),此时固液两相同时并存,它所对应的温度 T_M 即为该物质的熔点。

根据拉乌耳(Raoult)定律,如图 7-2(d)所示,当含有非挥发性杂质时,液体的蒸气压降低。一般,此时的液相蒸气压随温度变化的曲线为图中 M_1L_1'。在纯化合物之下,固-液相在 M_1 点达平衡,熔点降低,杂质越多,化合物熔点越低。

通过熔点仪测熔点的方法在天然产物的分离中有广泛的应用。

在接近熔点时,应该缓慢加热的原因是:从分析物质的蒸气压和温度的关系曲线入手,图 7-2(c)中点 M 即为该物质的熔点,一旦温度超过 M,只要有足够的时间,固体就可以全部转化为液体,这就是纯粹的有机化合物有敏锐熔点的原因。因此,在测定熔点过程中,当温度接近熔点时,加热速度一定要慢。只有这样,才能使熔化过程近似于相平衡条件,精确测得熔点。

用毛细管法测定熔点,操作简便,但样品用量较大,测定时间长,同时不能观察出样品在加热过程中晶形的转化及其变化过程。为克服这些缺点,实验室常采用显微熔点测定仪。

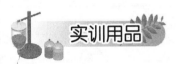

实训用品

1. 实训仪器　熔点测定仪、脱脂棉、载玻片。
2. 试剂　乙醚、苯甲酸晶体。

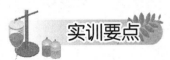

实训要点

以苯甲酸的熔点测定为例：

操作要点及注意事项	图　解
1. 操作前准备 操作要点：将热台放置在显微镜底座 Φ100 孔上，并使放入载玻片的端口位于右侧，以便于取放载玻片及药品。将热台的电源线接入调压测温仪后侧的输出端，并将传感器插入热台孔，其另一端与调压测温仪后侧的插座相连；将调压测温仪的电源线与 AC220 V 相连（图 7 - 3）。	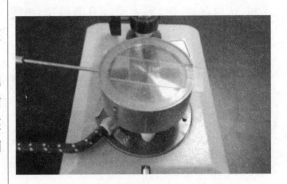 图 7 - 3
2. 装样 （1）操作要点：取两片载玻片，用蘸有乙醚的脱脂棉擦拭干净，晾干，取适量待测物品（不大于 0.1 mg）放在其中一片载玻片上，并使药品分布薄而均匀，盖上另一片载玻片，轻轻压实，放置在热台中心（图 7 - 4）。 （2）注意事项：透镜表面有污秽时，可用脱脂棉蘸少许乙醚和乙醇混合液轻轻擦拭，遇有灰尘可用洗耳球吹去；样品粉末要研细，装样时要迅速，以防止吸潮。	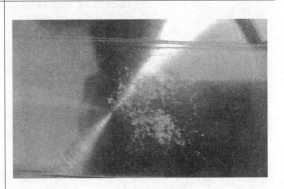 图 7 - 4

操作要点及注意事项	图　解
3. 调节显微镜 操作要点：盖上隔热玻璃，松开显微镜的升降手轮、上下调节显微镜，直到从目镜中能看到熔点热台中央的待测物品轮廓时锁紧该手轮，调节调焦手轮到能清晰地看到待测物品的像为止。	
4. 打开电源开关 （1）操作要点：调压测温仪显示出热台即时温度。根据被测熔点品的温度值，控制调温手钮，达到在测试过程中前段升温迅速，中段渐慢，后段升温平稳（图7-5）。 （2）注意事项：测试操作过程中，熔点热台属高温部件，一定要使用镊子夹持放入或取出熔点品。严禁用手触摸，以免烫伤。	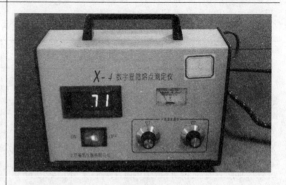 **图7-5**
5. 供试品的测定 （1）操作要点 ①先将两调温手钮顺时针调到较大位置，使热台快速升温。当温度接近待测物体熔点温度以下40℃左右时（中段），将调温手钮逆时针调至适当位置，使升温速度减慢。在被测物熔点值以下10℃左右（后段）时，调整调温手钮控制升温速度约每分钟1℃左右。 ②观察被测物品的熔化过程，此时注意从显微镜中观察样品的细微变化。当样品结晶的棱角开始变圆时，此为初熔温度，结晶完全消失变成液体时为全熔温度。记录初熔和全熔时的温度值，即为该化合物的熔程。化合物的熔点应记录为：初熔温度～全熔温度。用镊子取下载玻片，即完成一次测试。如需重复测试，只需将升温电压调为零或切断电源，使温度降至熔点以下40℃即可（图7-6）。	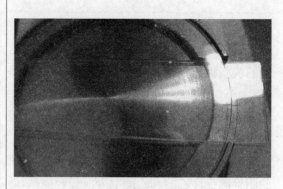 **图7-6**

操作要点及注意事项	图　解
（2）注意事项 ①后段升温的控制对测量精度影响较大。当温度上升到距待测物熔点值以下 10 ℃左右时，一定要控制升温速度为每分钟 1 ℃左右。 ②对已知熔点的物质，可根据所测物质的熔点值及测温过程，适当调节旋钮，实现测量；对未知熔点物质，可先用中、较高电压快速测一次，找到物质熔点的近似值，再根据该值适当调整和精细控制测量过程，最后实现较精确的测量。 ③精确测试时，对实测值进行修正，并多次测试，计算平均值。	

仪器的保养与维护

1. 仪器应置于阴凉、干燥、无尘环境中。
2. 透镜表面保持干净，如有灰尘可用洗耳球吹去。
3. 非专业人员不要自行拆卸仪器，以免影响仪器性能。
4. 每次测试完毕，应及时切断电源，待热台冷却后，将仪器清理复原。用过的盖玻片应用乙醇擦拭干净，以备下次使用。

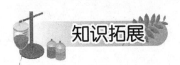

知识拓展

差示扫描量热法在药物熔点测定中的应用

　　熔点是晶体物质的重要物理特性之一，熔点的高低与晶体类型有关，熔点测定是辨认该药物本性的基本手段之一。常规的测试方法主要有两种：毛细管法与熔点仪测定法。差示扫描量热法（DSC）作为药物熔点测定方法之一，其应用越来越普遍，一些发达国家已将其作为控制药品质量的重要方法之一。DSC 法是一种热分析方法，是在程序控制温度下，测量被测试样与参比物的功率差与温度关系的一种较新的技术，该法在较短的时间内可获得需要复杂技术或长期研究才能得到的各种信息，具有用量少、方法灵敏、快速等特点。DSC 法尤其对那些熔融伴随分解、熔距较长，用毛细管法测定较困难的供试品，能取得较理想的结果。DSC 法还可用于很多反应动力学研究,用来考察药品的稳定性,以及检查药物与赋形剂有无相互化学反应,有无化学吸着、共熔及晶型转变等物理作用,从而可有效地检测到药品与赋形剂之间是否发生化学反应或物理作用。

 思考题

1. 如果要对某一固体有机化合物的纯度进行初步检测,可以用什么方法?

2. 熔点测定过程中,为什么在接近熔点升温的速度不能快?

【熔点测定仪操作技能考核评分标准】

班级：　　　　　姓名：　　　　　学号：　　　　　　　得分：

项　目	分值	操作实施要点	得分及扣分依据
基本要求 （5分）	2	工作服干净整洁	
	3	遵守实训室纪律	
测量前准备 （25分）	5	实训用品齐全	
	10	载玻片的准备	
	5	样品的准备	
	5	显微镜的准备	
操作过程 （40分）	5	正确开机	
	5	载玻片的正确放置	
	5	正确调节调温手钮	
	15	测量过程合理	
	5	正确记录数据	
	5	仪器操作流畅	
数据处理 （10分）	5	能够根据测量结果进行处理	
	5	测量结果准确并书写实训报告	
结束工作 （10分）	5	整理仪器和台面，打扫仪器室	
	5	填写仪器使用记录	
时间控制（5分）	5	1小时内完成	
交流提问（5分）	5		
总　分			

监考教师：　　　　　　　　　　考核时间：

（纪从兰）

实训八　阿贝折射仪操作技能实训

实训目标

1. 了解阿贝折射仪的基本构成与测量原理。
2. 掌握阿贝折射仪的操作技能。
3. 规范记录数据，并能对数据进行正确分析与处理。

实训原理

1. 阿贝折射仪基本原理　阿贝折射仪是测量物质折射率的专用仪器（图 8-1 所示为 2WAJ 型阿贝折射仪），它能快速而准确地测出透明、半透明液体或固体材料的折射率（测量范围一般为 1.4～1.7），它还可以与恒温、测温装置连用，测定折射率与温度的变化关系。

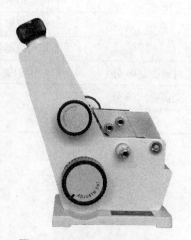

若待测物为透明液体，一般用透射光即掠入射方法来测量其折射率 n_x。待测液体（$n_x < n$）夹在进光棱镜和折射棱镜两棱镜的弦面之间，形成薄膜。测量时只要使明暗分界线与望远镜叉丝交点对准，就可从视场中折射率刻度读出 n_x 值。

若待测固体有两个互成 90°角的抛光面，则可用透射光测定其折射率，在待测固体和折射棱镜 AB 面上滴一滴接触液

图 8-1　2WAJ 型阿贝折射仪

（其折射率为 n_2，要求 $n_2 > n_x$，一般用折射率较高的溴代苯），只要测出光线掠入射经过待测固体时出射极限角 φ，由式即可算出待测固体的折射率。用阿贝折射仪测量时，只要明暗分界线与望远镜叉丝交点对准，就可直接读出 n_x 值。

接触液的存在并不影响 n_x 的测量，但只要求折射率 $n_2 > n_x$。接触液的作用是使得待测样品面和折射棱镜面形成良好的光学接触，没有空隙且有黏附性。

任何物质的折射率都与测量时使用的光波的波长有关。阿贝折射仪因此有光补偿装置（阿米西棱镜组），所以测量时可用白光光源，且测量结果相当于对钠黄光（$\lambda = 589.3$ nm）的折射率（即 n_D）。另外，液体的折射率还与温度有关，因此若仪器接上恒温器，则可测定温度为 $0 \sim 50 \, ℃$ 内的折射率，即 n_D。

2. 阿贝折射仪基本结构　图 8-1 所示是 2WAJ 型阿贝折射仪，其结构见图 8-2。

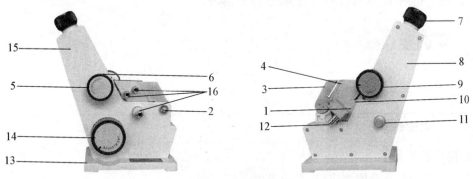

图 8-2　仪器结构图

1—反射镜；2—棱镜座连接转轴；3—遮光板；4—进光棱座；5—色散调节手轮；

6—色散值刻度圈；7—目镜；8—盖板；9—锁紧手轮；10—折射标棱镜座；11—照明刻度聚光镜；

12—温度计座；13—底座；14—折射率刻度手轮；15—壳体；16—恒温器接头

阿贝折射仪的光学系统由望远系统和读数系统组成，如图 8-3 所示。

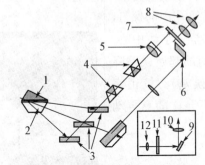

图 8-3　望远系统读数系统光路图

1—进光棱镜；2—折射棱镜；3—摆动反光镜；4—消色散棱镜组；5—望远物镜组；

6—平行棱镜；7—分划板；8—目镜；9—读数物镜；10—反光镜；11—刻度盘；12—聚光镜

读数镜视场和望远镜视场如图 8-4 所示，其中读数镜视场中右边为液体折射率刻度，左边为蔗糖溶液质量分数（锤度，Brix）（$0 \sim 95\%$，刻度）。

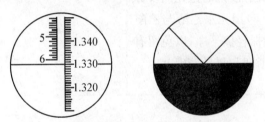

图 8-4　读数镜视场（左）与望远镜视场（右）

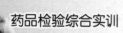

实训用品

1. 实训仪器　2WAJ 型阿贝折射仪、标准玻璃块、滴管、脱脂棉及擦镜纸。
2. 试剂　折射率液(溴代萘)、待测液(蔗糖溶液)。

实训要点

以蔗糖溶液的折光率测定为例:

操作要点及注意事项	图　解
1. 操作前准备 (1) 操作要点:在开始测定前,必须先用蒸馏水或用标准试样校对读数。对折射棱镜的抛光面加1~2滴溴代萘,再贴上标准试样的抛光面,当读数视场指示与标准试样上之值一致时,观察望远镜内明暗分界线是否在十字线中间,若有偏差则用螺丝刀微量旋转小孔内的螺钉,带动物镜偏摆,使分界线位移至十字线中心。通过反复的观察与校正,使示值的起始误差降至最小(包括操作者的瞄准误差)。校正完毕后,在以后的测定过程中不允许随意再动此部位。 (2) 注意事项 ①在日常的测量工作中,如对所测的折射率示值有怀疑时可按上述方法进行检验,是否有起始误差,如有误差应进行校正。 ②每次测定工作之前进行示值校正时必须将进光棱镜的毛面、折射棱镜的抛光面及标准试样的抛光面(图8-5)用无水乙醇与乙醚(1∶1)的混合液和脱脂棉轻擦干净,以免留有其他物质,影响成像清晰度和测量准确度。	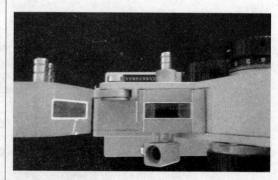 图 8 - 5

操作要点及注意事项	图　解

2. 供试品测定

（1）操作要点

①测定透明、半透明液体：将被测液体用干净滴管加在折射棱镜表面，并将进光棱镜盖上，用手轮 10 锁紧（图 8-6），要求液层均匀，充满视场，无气泡。打开遮光板 3，合上反射镜 1（图 8-7），调节目镜视度，使十字线成像清晰，此时旋转手轮 15（图 8-8）并在目镜视场中找到明暗分界线的位置，再旋转手轮 6（图 8-9）使分界线不带任何彩色，微调手轮 15，使分界线位于十字线中心，再适当旋转聚光镜 12，此时目镜视场下方显示的示值即为被测液体的折射率。

②测定透明固体：被测物体上需有一个平整的抛光面。把进光棱镜打开，在折射棱镜的抛光面加 1～2 滴比被测物体折射率高的透明液体（如溴代苯），并将被测物体的抛光面擦干净放上去，使其接触良好，此时便可在目镜视场中寻找分界线，瞄准和读数的操作方法如前所述。

③测量蔗糖溶液质量分数（锤度，Brix）：操作与测量液体折射率相同，此时读数可直接从视场中示值上半部分读出，即为蔗糖溶液质量分数。

（2）注意事项

①在加入的折射率液或待测液中，应防止留有气泡，以免影响测量结果。

②读取数据时，首先沿正方向旋转棱镜转动手轮（如向前），调节到位后，记录一个数据。然后继续沿正方向旋转一小段后，再沿反方向（向后）旋转棱镜转动手轮，调节到位后，又记录一个数据。取两个数据的平均值为一次测量值。

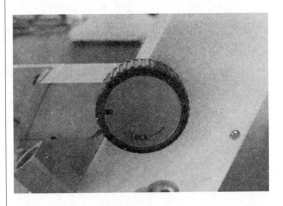

图 8-6

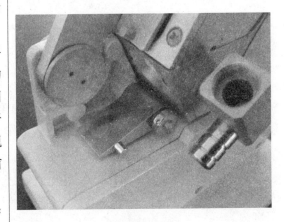

图 8-7

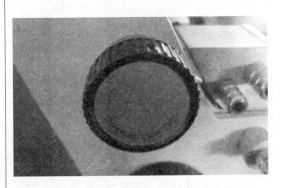

图 8-8

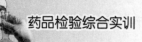
操作要点及注意事项	图　解
③实验过程中要注意爱护光学器件,不允许用手触摸光学器件的光学面,避免剧烈振动和碰撞。 ④仪器使用完毕后,要将棱镜表面及标准块擦拭干净,目镜套上镜头保护纸,放入盒内。	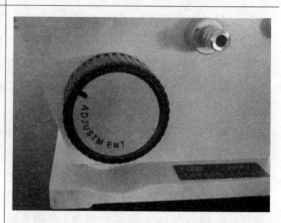 图 8 - 9

 仪器的保养与维护

1. 仪器应置放于干燥、空气流通的室内,以免光学零件受潮后生霉。

2. 当测试腐蚀性液体时应及时做好清洗工作(包括光学零件、金属零件以及油漆表面),防止侵蚀损坏。仪器使用完毕后必须做好清洁工作,放入木箱内应存有干燥剂(变色硅胶)以吸收潮气。

3. 仪器使用前后及更换样品时,必须先清洗揩净折射棱镜系统的工作表面。

4. 被测试样中不应有硬性杂质,当测试固体试样时,应防止把折射棱镜表面拉毛或产生压痕。

5. 经常保持仪器清洁,严禁油手或汗手触及光学零件,若光学零件表面有灰尘可用高级鹿皮或长纤维的脱脂棉轻擦后用皮吹风吹去,如光学零件表面沾上了油垢应及时用乙醇乙醚混合液擦干净。

6. 仪器应避免强烈振动或撞击,以防止光学零件损伤及影响精度。

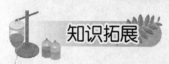 知识拓展

海市蜃楼现象

海市蜃楼是一种光学幻景,是地球上物体反射的光经大气折射而形成的虚像。海市蜃楼简称蜃景,根据物理学原理,海市蜃楼是由于不同的空气层有不同的密度,而光在不同的密度的空气中又有着不同的折射率。也就是因海面上冷空气与高空中暖空气之间的密度不同,对光线折

射而产生的。蜃景与地理位置、地球物理条件以及那些地方在特定时间的气象特点有密切联系。气温的反常分布是大多数蜃景形成的气象条件。

 思考题

1. 阿贝折射仪进光棱镜的工作面为什么要磨砂?

2. 在用阿贝折射仪测量折光率时,溴代萘溶液起何作用? 对其折射率有何要求?

【阿贝折射仪操作技能考核评分标准】

班级：　　　　姓名：　　　　学号：　　　　得分：

项　目	分值	操作实施要点	得分及扣分依据
基本要求 （5分）	2	工作服干净整洁	
	3	遵守实训室纪律	
测量前准备 （20分）	5	实训用品齐全	
	10	正确校对读数	
	5	正确处理进光棱镜的毛面和折射棱镜抛光面	
操作过程 （45分）	5	正确滴加样品	
	5	正确调节旋转手轮	
	5	正确调节微调手轮	
	5	正确判断望远镜内明暗分界线是否在十字线中间	
	15	测量过程合理	
	5	正确记录数据	
	5	操作仪器动作流畅	
数据处理 （10分）	5	能够根据测量结果进行处理	
	5	测量结果准确并书写实训报告	
结束工作 （10分）	5	整理仪器和台面，打扫仪器室	
	5	填写仪器使用记录	
时间控制（5分）	5	1小时内完成	
交流提问（5分）	5		
总　分			

监考教师：　　　　　　考核时间：

（纪从兰）

实训九 高效液相色谱仪操作技能实训

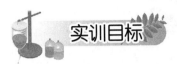

实训目标

1. 了解高效液相色谱仪的基本构成与测量原理。
2. 掌握高效液相色谱仪的操作技能。
3. 规范记录数据,并能对数据进行正确分析与处理。

实训原理

1. 高效液相色谱仪的基本原理　色谱法最早是 1906 年由俄国植物学家茨维特在研究用碳酸钙分离植物色素时发现的,也因之称为色谱法。高效液相色谱法(High performance Liquid Chromatography,HPLC)是在经典液相色谱法的基础上,于 20 世纪 60 年代后期引入了气相色谱理论而迅速发展起来的。它与经典液相色谱法的区别是填料颗粒小而均匀,小颗粒具有高柱效,但会引起高阻力,需用高压输送流动相,又因分析速度快而称为高速液相色谱法。高效液相色谱法具有高压、高速、高效、高灵敏度、色谱柱可反复使用、适应范围宽等特点。

高效液相色谱是将储液器中具有不同极性的单一溶剂或不同比例的混合溶剂、缓冲液等流动相用高压泵打入系统,样品溶液经进样器进入流动相,被流动相载入色谱柱(固定相)内,通过压力在固定相中移动,由于样品溶液中的各组分在色谱柱中的淋洗液和固定相间的分配系数不同,组分就在其中的两相间进行反复多次($10^3 \sim 10^6$)的分配(吸附-脱附-放出),由于固定相对各种组分的吸附能力不同(即保存作用不同),因此各组分在色谱柱中的运行速度就不同,经过一定的柱长后,被分离成单个组分依次从柱内流出,通过检测器时,样品浓度被转换成电信号传送到记录仪,数据以图谱形式打印出来,最后通过分析比对这些信号来判断待测物所含有的物质。

2. 高效液相色谱仪的基本结构　图 9-1 所示是 Agilent 1220 型高效液相色谱仪。高效液相色谱仪一般由输液系统、进样器、色谱柱、检测器、记录仪五部分构成,如图 9-2 所示。

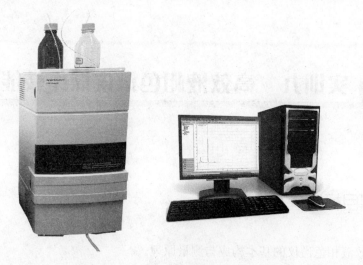

图 9-1　Agilent 1220 型高效液相色谱仪

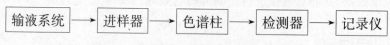

图 9-2　高效液相色谱仪基本结构示意图

（1）输液系统:包括贮液器、高压泵、梯度洗脱装置。贮液器中的液体经过过滤后由高压泵输送到色谱柱入口。梯度洗脱是在一个分析周期内程序控制改变流动相的组成,能提高分离度,缩短时间,改善峰形等。

（2）进样器:安装在色谱柱的进口处,作用是将试样引入色谱柱。

（3）色谱柱:高效液相色谱仪的关键部分,由柱管和固定相组成,作用是分离。

（4）检测器:将组分的量转变为电信号。

（5）记录仪:一般由微机完成,采集和分析色谱数据。

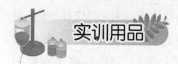

1. 实训仪器　Agilent 1220 型高效液相色谱仪。

2. 试剂　黄芩苷、50%甲醇、双黄连口服液。

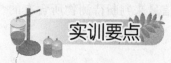

以双黄连口服液中黄芩苷的含量测定为例:

操作要点及注意事项	图 解
1. 开机 （1）操作要点：打开高效液相色谱仪和电脑。 （2）注意事项：要等液相色谱仪上的指示灯稳定后，再打开电脑里的操作软件，如图9-3所示。	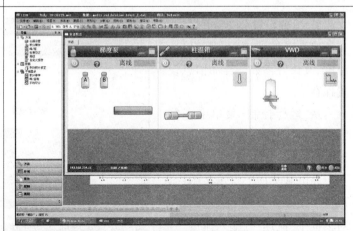 图9-3
2. 排气 （1）操作要点：打开冲洗阀，单击电脑上"泵"图标，出现参数设定菜单，单击"设定泵"选项进入泵编辑画面，设置泵流量冲洗管路至气泡排尽。 （2）注意事项：流量一般设置每分钟5 ml，需要3～5分钟排尽。如图9-4、图9-5所示。	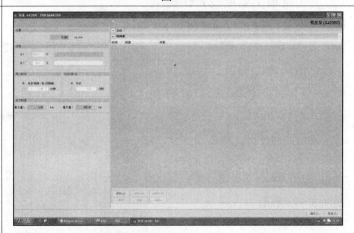 图9-4 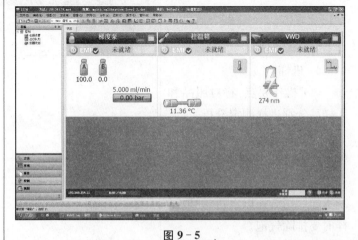 图9-5

操作要点及注意事项	图　解
3. 参数设置 （1）操作要点：设定流量、温度、波长等参数。样品信息设置保存。 从"运行控制"菜单中选择"样品信息"选项，在对话框中输入"操作者名称"。 在电脑桌面上点击泵图标，从选项菜单上点击"泵设置"，在对话框中"流速"处输入流量。 点击桌面上温度设置快捷键，在"温度"下面的方框内输入所需温度，点击"确定"。 点击桌面上的波长设置快捷键，在"波长"下方的空白处输入所需的检测波长。 （2）注意事项：本实训中检测波长为 274 nm，流量每分钟 1 ml，温度为 40 ℃。如图 9-6 和图 9-7 所示。	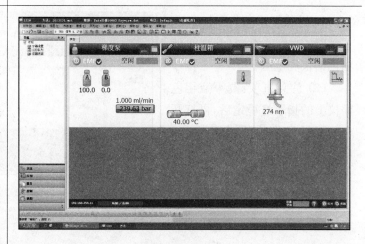 图 9-6 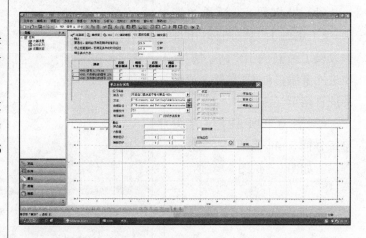 图 9-7
4. 进样 （1）操作要点：将对照品和和样品分别进样测定分析。 （2）注意事项：进样针在进样前、后都要用洗针液洗净，进样前还要用对照品或样品液清洗进样针筒 3 遍以上；在抽取试样时要排除气泡。	

操作要点及注意事项	图　解
5. 数据分析 操作要点：点击桌面上的"仪器1（脱机）"，进入数据分析系统。 从"视图"菜单中单击"数据分析"进入数据分析画面。 从"文件"菜单选择"调用信号"选中数据文件名，单击"确定"。 做谱图优化，从"图形"菜单中选择"信号选项"，从"范围"中选择"自动量程"及合适的显示时间，单击"确定"，如图9-8、图9-9所示。	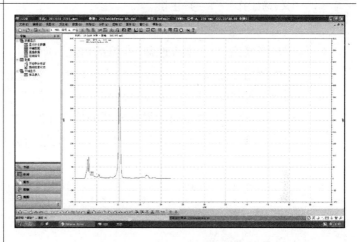 图 9-8 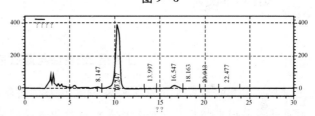

VWD:信号 A,
274 nm 结果

保留时间	峰面积	峰面积%	峰高	峰高%
8.147	660013	0.28	39027	0.56
10.247	216236728	91.65	6574477	95.05
13.997	1021625	0.43	23560	0.34
16.547	14891873	6.31	222159	3.21
18.163	2626478	1.11	49381	0.71
20.013	64298	0.03	879	0.01
22.477	430057	0.18	7331	0.11
总数	235931072	100.00	6916814	100.00

图 9-9

6. 关机

操作要点：用适当的溶剂冲洗系统约30分钟，退出工作站及其他窗口，关闭计算机，再关闭各模块电源开关。

仪器的保养与维护

1. 使用环境要稳定,不要在吹风、变温的情况下使用。

2. 流动相使用前必须过滤,不要使用长久放置的蒸馏水。

3. 溶剂瓶及附件要定期清洁,用互溶性的两种溶剂更换流动相。

4. 停机之前,进样器内残留的样品或缓冲盐要冲洗干净。

5. 保持检测器的清洁,使用后与色谱柱一起清洗。检测器进口管路和出口管路不得随便更改。

6. 实训结束后泵要认真冲洗,色谱柱在不使用时,应用甲醇冲洗,将两端取下后封闭保存。

知识拓展

柱色谱、纸色谱与薄层色谱

色谱按固定相的形式可分为柱色谱、纸色谱与薄层色谱。

柱色谱是将固定相装在一个金属或玻璃柱中或是将固定相附着在毛细管内壁上做成色谱柱,试样从柱头到柱尾沿一个方向移动而进行分离的色谱法。分离容量从几毫克到百毫克级,可用来分离大多数有机化合物,尤其适合于复杂的天然产物的分离。

纸色谱是一种以滤纸为支持物的色谱方法,主要用于多官能团或高极性的亲水化合物如醇类、氨基酸、糖类等化合物的分离检验;具有微量、快速、高效和敏捷度高等特点。

薄层色谱常用 TLC 表示,是近年来发展起来的一种微量、快速而简单的色谱法。它兼备了柱色谱和纸色谱的优点,可用来精制样品,特别适用于挥发性较小或较高温度易发生变化而不能用气相色谱分析的物质。

思考题

1. 简述高效液相色谱仪的工作原理。

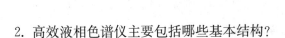

2. 高效液相色谱仪主要包括哪些基本结构?

3. 液相色谱操作中应该注意哪些问题?

【高效液相色谱仪操作技能考核评分标准】

班级：　　　　　姓名：　　　　　学号：　　　　　得分：

项　目	分值	操作实施要点	得分及扣分依据
基本要求 （5分）	2	工作服干净整洁	
	3	分析室要求:不可随意来回跑动,保持安静,严肃认真	
测量前准备 （25分）	10	以 3～5 ml/min 的泵流量冲洗管路至气泡排尽	
	10	标准溶液的配制与标准曲线	
	5	样品的准备	
操作过程 （40分）	5	正确设定波长、流速、流动相比例	
	15	对照品溶液注样分析	
	15	样品供试品溶液注样分析	
	5	正确记录数据	
数据处理 （10分）	4	数据分析方法编辑	
	4	计算公式正确	
	2	测量结果准确,并书写实训报告	
结束工作 （10分）	4	用相应溶剂冲洗进样器	
	4	用相应溶剂充分冲洗管路	
	2	填写仪器使用记录	
时间控制（5分）	5	2个小时完成操作	
交流提问（5分）	5		
总　分			

监考教师：　　　　　　　　　考核时间：

（黄　靖）

实训十 气相色谱仪操作技能实训

实训目标

1. 了解气相色谱仪的基本构成与测量原理。
2. 掌握气相色谱仪的操作技能。
3. 规范记录数据,并能对数据进行正确分析与处理。

实训原理

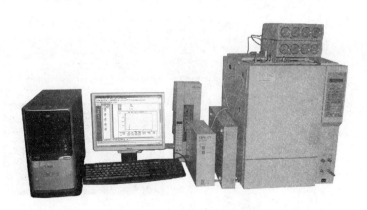

图 10-1 GC-14C 型气相色谱仪

1. 气相色谱仪的基本原理 气相色谱仪是利用试样中各组分在气相和固定相间的分配系数不同,当汽化后的试样被载气带入色谱柱中运行时,组分就在其中的两相间进行反复多次分配,由于固定相对各组分的吸附或溶解能力不同,因此各组分在色谱柱中的运行速度就不同,经过一定的柱长后,便彼此分离,按顺序离开色谱柱进入检测器,产生的离子流讯号经放大后,在记录器上描绘出各组分的色谱峰。

2. 气相色谱仪的基本结构

(1) 载气系统:包括气源、气体净化、气体流速控制和测量。

(2) 进样系统:包括进样器、汽化室(将液体样品瞬间汽化为蒸气)。

(3) 色谱柱和柱温箱:包括恒温控制装置(将多组分样品分离为单个)。

(4) 检测系统:包括检测器、控温装置。

(5) 记录系统:包括放大器、记录仪或数据处理装置、工作站。

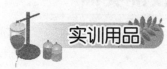 **实训用品**

1. 实训仪器　GC-14C 型气相色谱仪,电子天平,容量瓶等。

2. 试剂　对照品溶液(称取樟脑对照品适量溶于无水乙醇中,制成约为 0.1 mg/ml 的溶液,即得);薄荷桉油含片样品溶液(取样品 10 片,研细,称取 60 mg,至 10 ml 量瓶中,加无水乙醇 8 ml,超声处理 30 分钟,放冷,加无水乙醇至刻度,摇匀,滤过,即得)。

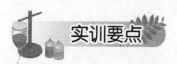 **实训要点**

以薄荷桉油含片测定为例:

操作要点及注意事项	图　解
1. 开机、打开软件 (1) 操作要点:打开电脑,打开气相色谱仪电源,开启工作站,如图 10-2 所示。 (2) 注意事项:开机前检查气相色谱仪的气密性,检漏是否正常。	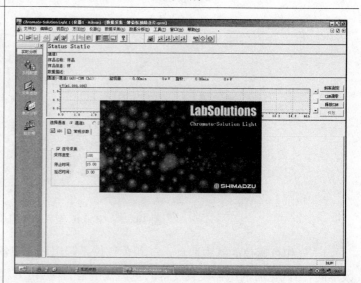 图 10-2

操作要点及注意事项	图　解
2. 参数设置 （1）操作要点：在主机面板上依次设定柱温、进样口温度、检测器温度等，本实验柱温是140 ℃，进样口温度 200 ℃，检测器温度250 ℃，如图 10 - 3 所示。 （2）注意事项：温度一定要设置好，否则对实验的影响很大。	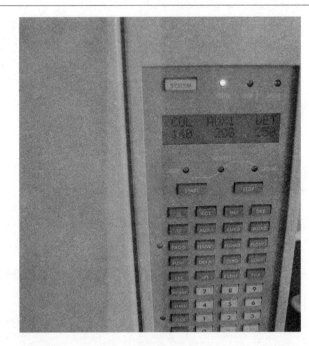 图 10 - 3
3. 打开气源、点火 （1）操作要点：依次打开载气 N_2、空气、氢气。本试验载气流量：每分钟 30 ml；H_2 流量：每分钟 40 ml；空气流量：每分钟 400 ml，用点火枪点燃检测器，见图 10 - 4。待基线平稳后，点击"开始"，进入待机状态，见图 10 - 5。 （2）注意事项：点火时注意控制空气的流量，流量太大时，不易点着火，注意观察基线变化情况。	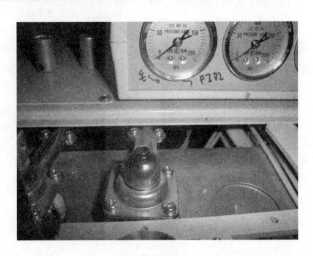 图 10 - 4

操作要点及注意事项	图　解
	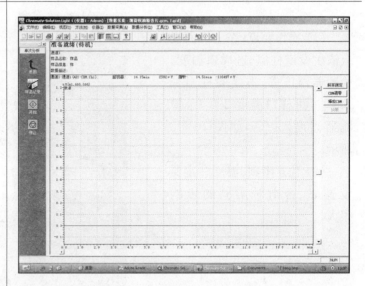 图 10－5
4. 进样、采集样品 （1）操作要点：用微量注射器吸入溶剂 1 μl，迅速扎入进样口，如图 10-6 所示。点击数据处理机 CBM-102 上"start"，采集对照品和样品数据，分别如图 10-7、图 10-8 所示。 （2）注意事项：吸取之前一定要把射器清洗干净。吸液时要赶走针管中气泡，进样要准、快。	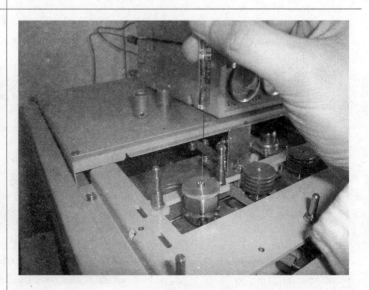 图 10－6

操作要点及注意事项	图　解

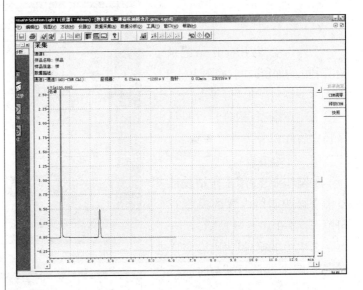

图 10 - 7

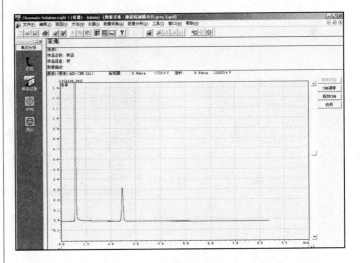

图 10 - 8

操作要点及注意事项	图　解

5. 数据处理

（1）积分

①操作要点：用工作站记录图谱中峰的保留时间，如图10-9所示。

②注意事项：积分时对照品峰和样品峰积分条件要一致。

（2）打印报告

①操作要点：用工作站设计报告模版或调用内置的模版打印报告，如图10-10所示。

②注意事项：报告内容应详细记录谱图、检测日期与时间。

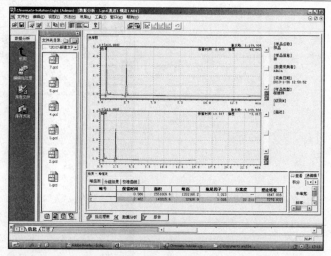

图 10-9

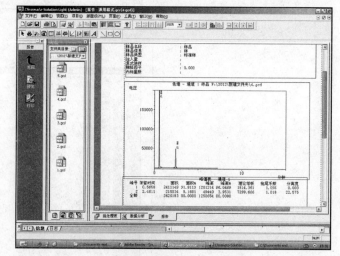

图 10-10

6. 关机

（1）操作要点：实训结束后，将柱温、进样口温度、检测器温度设置至室温，关闭氢气和空气，等温度降到室温后，再关闭载气。关闭工作站与仪器电源。填写仪器使用记录。

（2）注意事项：实训结束后，仔细检查气源是否关闭。

仪器的保养与维护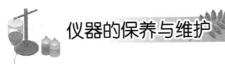

一、保证汽化室密封垫的气密性

1. 进样口的硅橡胶垫的寿命与汽化室的温度有关,一般可以用数十次,硅橡胶垫漏气时会引起基线的波动,分析的重现性变差,从而使结果不准。

2. 由于进样器穿刺过多,使硅橡胶垫碎屑进入汽化室,如果碎屑过多,高温时会影响基线的稳定,或者形成鬼峰。因此为保证分析的正常进行请经常更换密封垫和经常检查汽化室的气密性。

二、经常清理汽化室或衬管

1. 由于长期使用,汽化室和衬管内常聚集大量的高沸点物质,如遇某次分析高沸点物质时就会逸出多余的峰,给分析带来影响,因此要经常用有机溶剂清洗汽化室和衬管。

2. 汽化室的清洗　卸掉色谱柱,在加热和通气的情况下,由进样口注入无水乙醇或丙酮,反复几次,最后加热通气干燥。

三、气路的经常性检漏

1. 一般情况下,在购置新仪器时已经进行过检漏,但是在使用过程中如发现灵敏度降低、保留时间延长、出现波浪状的基线等,则应重新检漏,尤其是氢气气路更应该经常性检漏,以免发生危险。

2. 有的控制阀门是用“O”形橡胶圈,由于长期磨损,可能漏气。进样口硅胶垫不经常更换、色谱柱没有接好等都可能漏气。故要经常检漏!

四、氢焰检测器(FID)的清洗

1. 清洗的目的是为了提高检测器的绝缘程度。

2. 污染严重时可卸下收集极、极化极、喷嘴。收集极、极化极可用无水乙醇浸泡擦洗,底座和喷嘴用有机溶剂反复冲洗,通气管路也要彻底清洗,喷嘴口要平整光滑,如有毛刺可用油石或什锦锉、砂纸打磨光滑,再用乙醇反复冲洗,然后用热冷风交替吹干。

3. 固定这些电极的绝缘体可在无水乙醇中浸泡 10～15 分钟,用绸布或纱布擦拭干净,烘干待安装。

4. 装配时要恢复原状,做到俯视喷嘴、极化极、收极集三者同心,侧视极化极与喷嘴口两者处于同一水平。

5. 清洗完后,所有的配件禁止用手接触,安装时要戴干净手套,所有的工具用前要清洗干燥。

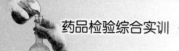
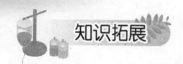

气相色谱仪的发展趋势

随着电子技术水平和材料科学的发展,使得如程序升温、程序升压等在早期很难克服的技术手段现在能轻而易举地实现,气相色谱仪的发展也越来越趋于先进和人性化。

1. 计算机成为标准配置 随着计算机技术的广泛运用,计算机已成为气相色谱仪的标准配置。气相色谱仪上常见的控制面板将逐步被取消,只在侧面保留少数气体流量开关。仪器各部件的运行参数完全是由计算机控制,使得气相色谱仪的体积更小,结构更简单,成本更低,操作更方便、快捷。

2. 灵活更换的功能模块 由于气相色谱仪的接口部位、气路连接部分都没有统一的规格,且在设计上也没有考虑到经常拆卸的必要性,目前气相色谱仪进样口、检测器一旦安装上之后就很难拆卸或更换,今后的进样口和检测器等模块都采用统一规格的方形接口,方便用户使用。

3. 能共享的控制软件 目前,各种气相色谱仪的工作站都是专用的,即只能控制某一家公司生产的某一种型号的气相色谱仪,随着电子元件的高度应用,只要控制电信号就可以控制仪器。因此,尽管各厂家气相色谱仪的信号模式及量程有所区别,但是一套软件如果同时存储了几种仪器的信号参数,则通过选择不同型号就可以控制不同厂家生产的仪器。

4. 价格的大幅下降 目前各厂家各种价格不菲的数据采集卡将逐渐消失,取而代之的是计算机网卡,检测数据通过网线传递给计算机,这样降低了仪器的成本。

部件的减少与集约意味着成本的降低,除检测器价格下降空间有限外,考虑到控制面板、数据采集卡的取消,以及其他部件的集约化设计,整套仪器的价格会有大幅下降。

 思考题

1. 如何检查气相色谱仪气路系统是否漏气?

2. 气相色谱仪中常用检测器的主要性能有哪些,各有何特点?

【气相色谱仪操作技能考核评分标准】

班级:　　　　姓名:　　　　学号:　　　　得分:

项　目	分值	操作实施要点	得分及扣分依据
基本要求 (5分)	2	工作服干净整洁	
	3	不可随意来回跑动,保持安静,严肃认真	
测量前准备 (15分)	5	气路的检查	
	5	检查电源、仪器和所用玻璃器皿	
	5	样品准备	
操作过程 (50分)	5	通电源,自检	
	5	打开气路阀门	
	10	设置参数	
	10	点火	
	10	进样器使用	
	10	电脑界面操作	
数据处理 (10分)	3	积分	
	5	结果打印	
	2	报告内容详细、准确	
结束工作 (10分)	3	关闭气路	
	4	关闭电脑界面、仪器、电脑	
	3	填写仪器使用记录	
时间控制(5分)	5	90分钟内完成操作	
交流提问(5分)	5		
总　分			

监考教师:　　　　　　　　考核时间:

（金齐武）

实训十一　紫外-可见分光光度计
操作技能实训（一）

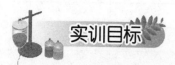

实训目标

1. 了解紫外-可见分光光度计的基本构成与测量原理。
2. 掌握紫外-可见分光光度计的操作技能。
3. 规范记录数据，并能对数据进行正确分析与处理。

实训原理

1. 基本原理　图 11-1 所示的是 751 型紫外-可见分光光度计。紫外-可见光区一般是指波长 200～780 nm 范围内的电磁波。物质分子受到紫外-可见光的照射，选择吸收某些适宜能量的光子后，其原子的外层电子（成键电子、未成键电子）由基态跃迁至激发态，在相应波长位置出现吸收形成光谱。不同物质具有各自不同的分子、原子和不同的分子空间结构，其吸收光能量的情况也就不会相同，因此，可根据吸收光谱上的某些特征波长处的吸光度的高低判别或测定该物质的含量，这就是分光光度定性和定量分析的基础。朗伯-比耳定律（Lambert-Beer）是

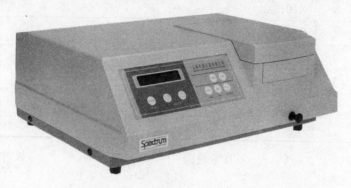

图 11-1　751 型紫外-可见分光光度计

光吸收的基本定律,俗称光吸收定律,是分光光度法定量分析的依据和基础。当入射光波长一定时,溶液的吸光度 A 是吸光物质的浓度 C 及吸收介质厚度 l(吸收光程)的函数。

以维生素 B_{12} 为例。维生素 B_{12} 在 278 nm±1 nm、361 nm±1 nm 与 550 nm±1 nm 波长处有最大吸收,根据其吸收光谱的形状和最大吸收波长下的吸光度比值,可进行定性鉴别(如在 361 nm±1 nm 和 550 nm±1 nm 处测得的吸光度比值应为 3.15~3.45)。

若样品溶液稀释 n 倍后在 361±1 nm 处测得吸光度为 A,则样品溶液的浓度为:

$$C_{样} = \frac{A}{E_{1\mathrm{cm}}^{1\%}l} \times n(\mathrm{g/100\ ml})$$

式中:A 是吸光度;$E_{1\mathrm{cm}}^{1\%}$ 为百分吸收系数;l 为样品厚度;C 为浓度(g/100 ml)。

维生素 B_{12} 注射液标示量的百分含量为:标示量% = $\dfrac{C_{样}}{标示量} \times 100\%$(规定:标示量含量应为 90.0%~110.0%)

2. 紫外-可见分光光度计基本结构　各种型号的紫外-可见分光光度计,就其基本结构来说,都是由五个基本部分组成(图 11 - 2)。

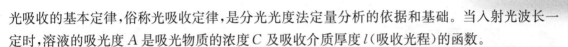

$$\boxed{光源} \longrightarrow \boxed{单色器} \longrightarrow \boxed{吸收池} \longrightarrow \boxed{检测器} \longrightarrow \boxed{信号显示装置}$$

图 11 - 2　紫外-可见分光光度计基本结构示意图

(1) 光源:光源的功能是提供能量以激发被测物质分子,使之产生电子光谱带宽。常用的光源有氢灯(或氘灯)和钨灯(或卤钨灯)。

(2) 单色器:单色器的作用是将光源发射的复合光变成所需波长的单色光。单色器由入射狭缝、出射狭缝、色散元件和准直镜等部分组成。

(3) 吸收池:吸收池又称比色皿或比色杯,是盛装空白溶液和样品溶液的器皿。按材料可分为玻璃吸收池和石英吸收池,前者不能用于紫外区。吸收池的种类很多,其光径可在 0.1~10 cm 之间,其中以 1 cm 光径吸收池最为常用。

(4) 检测器:检测器的作用是检测光信号,并将光信号转变为电信号。常用的有光电管或光电倍增管等。

(5) 信号显示装置:光电管输出的电讯号很弱,需经放大才能以某种方式将测定结果显示出来。常用的显示方式有数字显示、荧光屏显示和曲线扫描及结果打印等多种。高性能仪器还带有数据工作站,可进行多功能操作。

实训用品

1. 实训仪器　紫外可见分光光度计、石英吸收池、容量瓶、移液管等。
2. 试剂　维生素 B_{12} 注射液等。

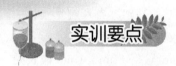

以维生素 B_{12} 注射液的鉴别为例：

操作要点及注意事项	图　解
1. 样品配制 （1）操作要点：精密量取维生素 B_{12} 注射液 0.5 ml 于 10 ml 容量瓶中，用蒸馏水稀释至刻度，摇匀。 （2）注意事项：正确使用移液管和容量瓶。	
2. 开机 （1）操作要点：插上电源，打开开关，打开试样室盖（图 11-3），选择测量所需波长（图 11-4），预热 30 分钟。 （2）注意事项 ①检查样品室内有无样品（图 11-3 圆圈部分所示）。 ②仪器使用前需开机预热 30 分钟。	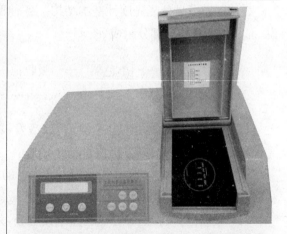 图 11-3 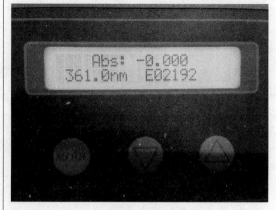 图 11-4

操作要点及注意事项	图 解

3. 开始测量时要先调节仪器的零点

(1) 操作要点:用参比液润洗比色皿,装样到比色皿的 3/4 处(必须确保光路通过被测样品中心),用吸水纸吸干比色皿外部所沾的液体,将比色皿的光面对准光路放入比色皿架,用同样的方法将所测样品装到其余的比色皿中并放入比色皿架中(图 11-5 圆圈部分)。按"MODE"键,选择"Trans"状态,当关上试样室盖时,屏幕应显示"100.0%"(图 11-6),如否,按"100%T"键;打开试样室盖,屏幕应显示"000.0",如否,按"0% T"键,重复 2~3 次,仪器本身的零点即调好,可以开始测量。

(2) 注意事项

①开关试样室盖时动作要轻缓。

②不要在仪器上方倾倒测试样品,以免样品污染仪器表面,损坏仪器。

③一定要将比色皿外部所沾样品擦干净,才能放进比色皿架进行测定。

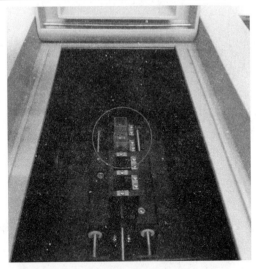

图 11-5

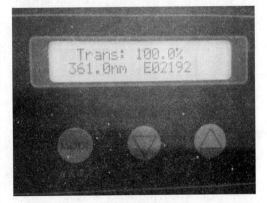

图 11-6

4. 样品的测定

(1) 操作要点:将装有参比液的比色皿拉入光路,关上试样室盖,按"MODE"键,调到"Abs",按"100% T"键,屏幕显示"0.000"(图 11-7),将其余配制好的测试样品一一拉入光路,记下测量数值即可(图 11-8)。

(2) 注意事项:不可用力拉动拉杆。

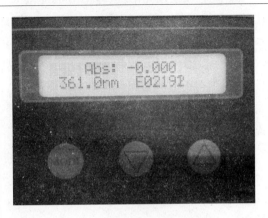

图 11-7

操作要点及注意事项	图　解
	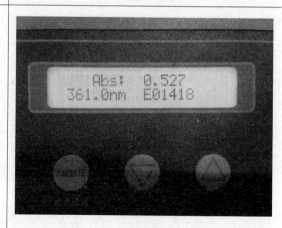 图 11 - 8
5. 结束工作 　　操作要点:测量完毕后,将比色皿清洗干净(最好用乙醇清洗),擦干,放回盒子,关上开关,拔下电源,罩上仪器罩,并打扫实训室。	

 ## 仪器的保养与维护

1. 为确保仪器稳定工作,应使用交流稳压电源。

2. 仪器所配套的比色皿不能与其他仪器上的比色皿单个调换。

3. 比色皿使用完毕,立即用溶剂冲洗 3～5 次,若仍不能冲洗干净,再用乙醇冲洗(如铜、铁、锰、锌的测定),再改用纯化水或有机溶液冲洗干净(注:比色皿若装有机溶剂时,切忌直接用水冲洗,会造成溶质析出,附着在皿内壁),并用擦镜纸把水吸干,存于盒内。

4. 每次操作使用结束后,应仔细检查样品室内是否有溶液溢出,若有溢出必须随时用滤纸吸干,否则会引起测量误差或影响仪器使用寿命。

5. 在停止工作期间应用防尘罩罩住仪器,同时在罩内放置干燥剂,以免灯室受潮、反射镜镜面发霉或沾污,影响仪器的正常工作。

6. 仪器工作数月或搬动后,要检查波长准确度,确保仪器的使用和测定精度。

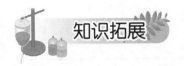

知识拓展

紫外线的发现

1800 年英国物理学家赫谢耳在三棱镜光谱的红光端外发现了不可见的热射线——红外线。德国物理学家里特(Ritte)对这一发现极感兴趣,他坚信物理学事物具有两极对称性,认为既然可见光谱红端之外有不可见的辐射,那么在可见光谱的紫端之外也一定可以发现不可见的辐射。终于在 1801 年的一天,当时他手头正好有一瓶氯化银溶液。人们当时已知道,氯化银在加热或受到光照时会分解而析出银,析出的银由于颗粒很小而呈黑色。里特就想通过氯化银来确定太阳光七色光以外的成分,他用一张纸片蘸了少许氯化银溶液,并把纸片放在白光经棱镜色散后七色光的紫光的外侧。过了一会儿,他果然在纸片上观察到蘸有氯化银部分的纸片变黑了,这说明纸片的这一部分受到了一种看不见的射线照射。里特把紫光外附近的不可见光叫做"去氧射线"以强调是化学反应。不久之后,这个名词被简化为"化学光",并且成为当时广为人知的名词。直到 1802 年,化学光最终更名为"紫外线",目前这一词一直沿用至今。

思考题

1. 为什么紫外-可见光谱定量分析的准确度比红外光谱高?

2. 为获得准确数据,在使用分光光度计时,哪些操作必不可少?

【紫外分光光度计操作技能考核评分标准】

班级：　　　　　姓名：　　　　　学号：　　　　　得分：

项　目	分值	操作实施要点	得分及扣分依据
基本要求 （5分）	2	工作服干净整洁	
	3	实验要求:不可随意来回跑动,保持安静,严肃认真	
操作前准备 （10分）	4	检查实验所需容量瓶、移液管等玻璃器皿是否齐备	
	3	检查吸收池是否正常	
	3	检查电源和仪器是否正常	
仪器操作过程 （55分）	5	通电源,预热	
	5	移液管和容量瓶使用	
	10	样品溶液的配制	
	10	空白对照	
	10	吸收池保护和使用得当	
	10	仪器正确操作	
	5	记录数据规范	
数据处理 （10分）	5	能够根据测量结果进行处理	
	5	测量结果准确并书写实训报告	
称量后整理 （10分）	3	关闭电源	
	3	清洗吸收池、容量瓶等	
	2	清扫实验台面,盖上防尘罩	
	2	填写实训记录	
时间控制（5分）	5	90分钟之内完成操作	
交流提问（5分）	5		
总　分			

监考教师：　　　　　　　　　　考核时间：

（朱影影）

实训十二 紫外-可见分光光度计操作技能实训(二)

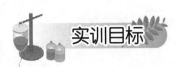

实训目标

1. 了解紫外-可见分光光度计的基本构成与测量原理。
2. 掌握紫外-可见分光光度计的操作技能。
3. 规范记录数据,并能对数据进行正确分析与处理。

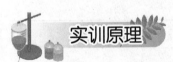

实训原理

1. 基本原理 物质的吸收光谱本质上就是物质中的分子和原子吸收了入射光中的某些特定波长的光能量,相应地发生了分子振动能级跃迁和电子能级跃迁的结果。每种物质就有其特有的、固定的吸收光谱曲线,同一种物质的吸收光谱有相同的特征值,而且同一物质相同浓度的吸收曲线应相互重合。因此,吸收光谱上的特征值及整个吸收光谱的形状是紫外-可见分光光度法用于定性鉴别的重要依据。

如将分析样品和标准样品以相同浓度配制在同一溶剂中,在同一条件下分别测定紫外可见吸收光谱。若两者是同一物质,则两者的光谱图应完全一致。如果没有标样,也可以和现成的标准谱图对照进行比较。这种方法要求仪器准确,精密度高,且测定条件要相同。实验证明,不同的极性溶剂产生氢键的强度也不同,这可以利用紫外光谱来判断化合物在不同溶剂中氢键强度,以确定选择哪一种溶剂。

2. 紫外-可见分光光度计基本结构 图 12-1 所示的是 UV2401 型紫外-可见分光光度计。紫外-可见分光光度计主要由三大部分组成:①微机系统(提供数据运算放大,信号处理、计算机连接,自动波长设定等等);②光学分光系统(通过光路分光使氘灯、钨灯发出的复合光变为单色光);③稳压稳定系统(为氘灯、钨灯和微机板提供稳压电源)。

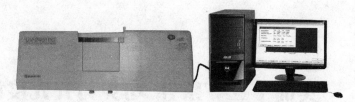

图 12－1　UV2401 型紫外-可见分光光度计

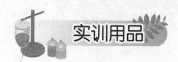

实训用品

1. 实训仪器　UV2401 型紫外-可见分光光度计、石英吸收池、容量瓶、移液管等。
2. 试剂及药品　柴胡注射液。

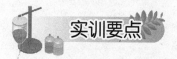

实训要点

以柴胡注射液的光谱扫描为例：

操作要点及注意事项	图　解
1. 样品配制 （1）操作要点:精密量取柴胡注射液 5 ml,置 50 ml 量瓶中,加水稀释至刻度,摇匀。 （2）注意事项:正确使用移液管和容量瓶。	
2. 开机 （1）操作要点:开机前确认电源是否连接、所连电脑是否开机;打开仪器电源开关。 （2）注意事项:检查样品室内有无样品。	

操作要点及注意事项	图　解
3. 打开软件 (1) 操作要点：双击电脑桌面上"UVPC V3.9"。图标打开，等待仪器自检(图 12-2)。仪器自检结束后，在菜单"Acquire Mode"(测定模式)下选中所需的测定方式"Spectrum"(光谱扫描)(图 12-3)。 (2) 注意事项：仪器需几分钟时间自检，自检时不能使用电脑上其他软件。	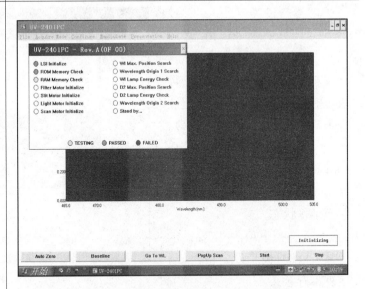 图 12-2 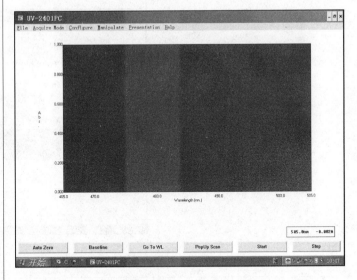 图 12-3

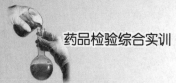
操作要点及注意事项	图 解
4. 参数设置 （1）操作要点：在菜单"Configure"中选中"Parameters"或用"Ctrl ＋ P"调用参数表，选择所需参数。修改测定波长值（Wavelength）（图 12 - 4）。改动波长范围（Wavelength Range），修改扫描范围。点击"OK"（图 12 - 5），等待仪器调整至准备状态。 （2）注意事项：一定要设定好波长范围，波长设定错误，测定就没有意义。	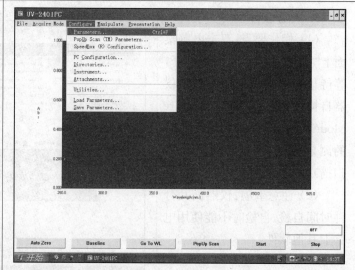 图 12 - 4 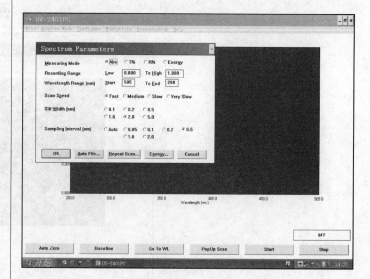 图 12 - 5
5. 调整基线 （1）操作要点：在样品槽及参比槽中放入调整基线溶液的比色皿，盖好上盖，点击"Baseline"，待仪器自动调整基线。	

操作要点及注意事项	图　解
（2）注意事项 ①测定前比色皿应擦拭干净，否则会产生测定误差。样品室前后的石英窗口应检查是否沾有污物，如发现污物，用蘸有乙醇的干净软布擦拭干净。 ②应慢慢倾倒溶液，以防在比色皿中产生气泡，影响测定结果。	
6. 扫描谱图 （1）操作要点：将样品槽中的比色皿中溶液换成被测溶液，盖好上盖，点击"Start"，待仪器自动测试完毕（图 12 - 6）。完毕时会自动出现"Save"状态，点击"Save"（图 12 - 7）。再在菜单"File"中选中"Save"或用"Ctrl ＋ S"，将该光谱图存入所需位置及名称。 （2）注意事项：换比色皿中基线溶液（水）时用被测溶液清洗数遍。	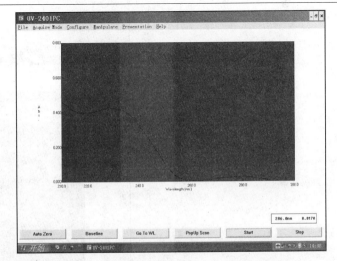 图 12 - 6 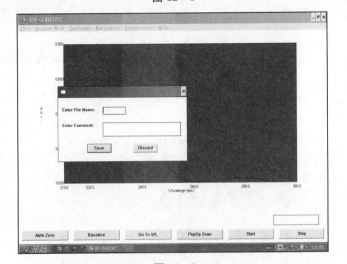 图 12 - 7

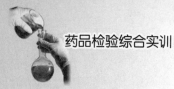
操作要点及注意事项	图　解
7. 数据处理 操作要点：在菜单"Manipulate"中选中"Peak Pick"（图 12-8），得到最大吸收波长谱图（图 12-9）。	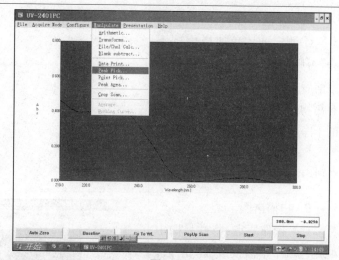 图 12-8 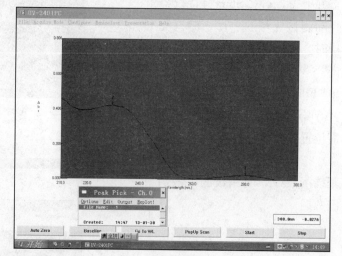 图 12-9

8. 关机

（1）操作要点

①将比色皿中的溶液倒出，用蒸馏水或有机溶剂冲洗比色皿至干净，倒置于盒内自然晾干。

②关机，切断电源，盖上防尘罩。

（2）注意事项：退出 UVPC V3.9 操作系统，关闭 UV2401 仪器，最后关闭电脑。

仪器的保养与维护

1. 为确保仪器稳定工作,在电源波动较大的地方,应使用交流稳压电源。

2. 仪器所配套的比色皿不能与其他仪器上的比色皿单个调换。

3. 比色皿每次使用完毕后,应立即用纯化水洗净,并用软而易吸水的布或镜头纸揩干,存于比色皿盒内。

4. 在停止工作期间用防尘罩罩住仪器,同时在罩内放置防潮剂,以免灯室受潮、反射镜镜面发霉或沾污,影响仪器的正常工作。

5. 仪器工作数月或搬动后,要检查波长准确度,确保仪器的使用和测定精度。

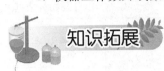 **知识拓展**

物质颜色的产生

当一束白光照射到固体物质时,物质对于不同波长光的吸收、透过、反射、折射程度不同,从而使物质产生不同的颜色。如果对各种波长的光都完全吸收,则呈黑色;如果完全反射即没有光的吸收,则呈白色;如果物质选择性吸收了某些波长的光,则呈现的颜色与其反射或透过的光的颜色有关。

溶液呈现的颜色是由于溶液中的粒子(分子或离子)选择性吸收白光中的某种颜色的光产生的。如果各种颜色的光透过的程度相同,则溶液无色透明;如果吸收了某种波长的光,则溶液呈现的是它吸收的光的互补色。例如,硫酸铜溶液因为吸收了白光中的黄色而呈现蓝色;高锰酸钾溶液因吸收了白光中的绿色而呈现紫色。如果物质分子吸收的是其他波段的光(非可见光)时,则不能用颜色来判断物质微粒是否吸收光子。

 思考题

1. 光谱扫描与光度测量有什么异同点?

2. 为获得准确数据,在使用分光光度计时,哪些操作是必不可少的?

【紫外分光光度计操作技能考核评分标准】

班级：　　　　　　姓名：　　　　　　学号：　　　　　　得分：

项　目	分值	操作实施要点	得分及扣分依据
基本要求 (5分)	2	工作服干净整洁	
	3	实验要求:不可随意来回跑动,保持安静,严肃认真	
测量前准备 (10分)	5	检查实训用品是否齐全	
	5	样品准备	
操作过程 (50分)	5	通电源,自检	
	5	参数设置	
	10	基线扫描和校零	
	10	比色皿保护和使用	
	10	电脑界面操作	
	10	光谱扫描和光度测量	
数据处理 (15分)	5	最大吸收波长测定	
	5	正确含量计算	
	5	书写实训报告	
结束工作 (10分)	3	关闭仪器、电脑	
	4	清洗比色皿、容量瓶等	
	3	填写仪器使用记录	
时间控制(5分)	5	90分钟之内完成操作	
交流提问(5分)	5		
总　分			

监考教师：　　　　　　　　　考核时间：

(朱影影)

实训十三 红外分光光度计操作技能实训

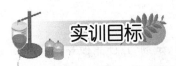

实训目标

1. 了解紫红外分光光度计的基本构成与测量原理。
2. 掌握红外分光光度计的操作技能。
3. 规范记录数据,并能对数据进行正确分析与处理。

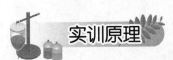

实训原理

1. 红外分光光度法的基本原理　化合物经红外光辐射照射后,分子的振动和转动运动会由较低能级向较高能级跃迁,从而导致对特定频率红外辐射的选择性吸收,形成特征性很强的红外吸收光谱。用具有红外连续光谱的光源照射样品,记录样品的吸收曲线而进行定性、定量分析的方法称为红外分光光度法。

红外区通常分为三个区域,即近红外区($12\,800\sim4\,000$ cm^{-1},$0.78\sim2.5\,\mu$m),中红外区($4\,000\sim400$ cm^{-1},$2.5\sim25\,\mu$m)和远红外区($400\sim10$ cm^{-1},$25\sim1\,000\,\mu$m)。红外分光光度计采用的是近红外区,绝大多数的有机化合物和许多无机化合物的化学键振动的基频均出现在此区域,是药物分析常用的区域。

红外光谱测定操作技术主要体现在制样上,样品制备的好坏直接关系到谱图的准确性。制样方法有压片法、糊法、膜法、溶液法、衰减全反射法和气体吸收池法等。本例采用的是 KBr 压片法。

2. 红外分光光度计的基本结构　红外分光光度计分为色散型和傅里叶变换型两种。本例采用的是傅里叶变换型红外分光光度计(图 13-1),也是最常用的类型。由光学台(包括光源、干涉仪、样品室和检测器)、记录装置和数据处理工作站组成。

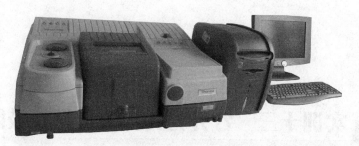

图 13－1　Thermo Nicolet 5700 型傅里叶变换型红外分光光度计

实训用品

1. 实训仪器　红外分光光度计、玛瑙研钵、压片机(包括模具)、试剂勺、样品板等。
2. 试剂　溴化钾(分析纯及以上,用前须 120 ℃干燥)、样品(盐酸二甲双胍)。

实训要点

以盐酸二甲双胍测定为例:

操作要点及注意事项	图　解
1. 实训前的准备 (1) 环境条件 ①操作要点:记录实验室温度及相对湿度,检查放置在仪器内部的干燥剂及除湿机内的水箱。 ②注意事项:室温应控制在15～30 ℃,相对湿度应小于65%。仪器内部须放置硅胶干燥剂。 (2) 实训用具准备 ①操作要点:检查实训用具是否完整和干燥洁净(图 13-2)。 ②注意事项:若实训用具不干净,可用脱脂棉蘸无水乙醇擦拭后晾干。	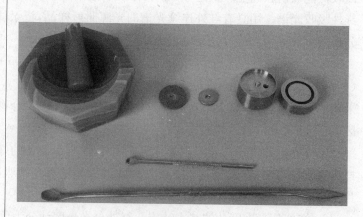 **图 13-2**

操作要点及注意事项	图　　解
（3）开启工作站 　　操作要点：通主机电源，预热，开启联机电脑工作站，仪器自检，开启工作站后显示如图13－3所示。	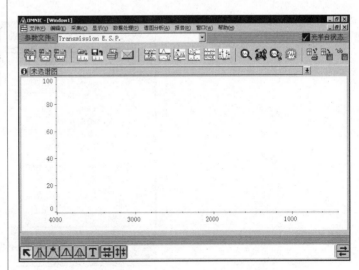 图 13－3
2. 采集参数设置 　　操作要点：依次点击菜单栏-"采集"-"采集设置"（图13－4），分别设置"扫描次数"为16次、"分辨率"为4、"背景光谱管理"为"指定背景光谱文件"、"采集次数"为64次等（图13－5）。	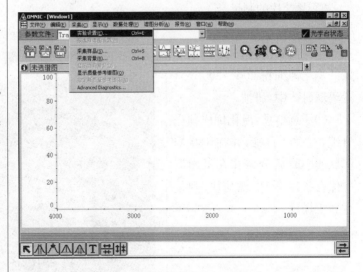 图 13－4

操作要点及注意事项	图　解

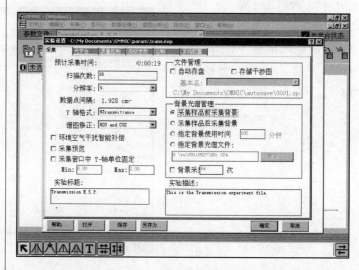

图 13 - 5

3. 背景片的测量

（1）取样

①操作要点：用试剂勺取干燥的溴化钾细粉 200～300 mg，置玛瑙研钵中，研细。

②注意事项：溴化钾应预先研细，过 200 目筛，并在 120 ℃干燥 4 小时后分装并在干燥器中保存备用，若出现结块，则须重新干燥。

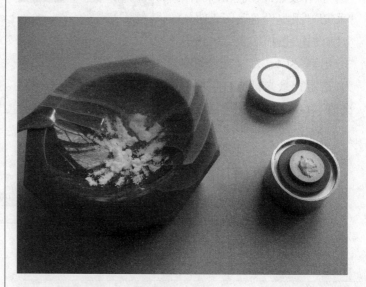

图 13 - 6

操作要点及注意事项	图　解
（2）压片 ①操作要点：将研细后的粉末置于压片模具中，使铺展均匀（图 13 - 6），在压片机上压制（图 13 - 7、图 13 - 8）。用镊子小心地取出金属片（图 13 - 8 箭头），固定在样品板上（图 13 - 9）。 ②注意事项：压成的片子应呈透明状，无颗粒、无裂纹。取片时，不可用手直接接触片面，并防止片子破碎。片面若附有粉末，可用洗耳球将粉末吹净。	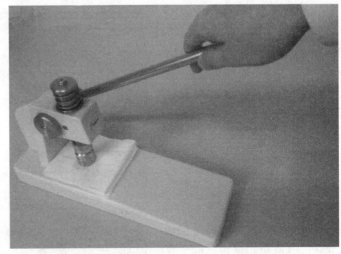 图 13 - 7 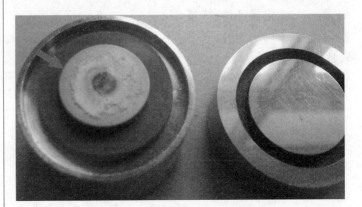 图 13 - 8 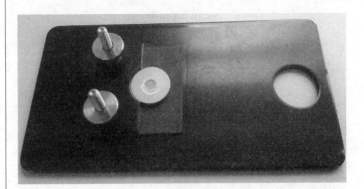 图 13 - 9

操作要点及注意事项	图　解
（3）测量 ①操作要点：将放有片子的样品板快速放置在样品室内的固定装置上，依次点击菜单栏-"采集"-"采集背景"，开始采集（图 13 - 10、图 13 - 11、图 13 - 12）。 ②注意事项：放样过程应迅速，减少样品室外的空气及操作人员呼出的二氧化碳混入样品室。尽量减少室内人数，适当通风换气，以避免积聚过量的二氧化碳和有机溶剂蒸气，影响采集结果。二氧化碳干扰特征峰 $2\,350\,cm^{-1}$ 和 $667\,cm^{-1}$ 处；水汽干扰特征峰在 $3\,900\sim3\,300\,cm^{-1}$、$1\,800\sim1\,500\,cm^{-1}$ 两个区域。	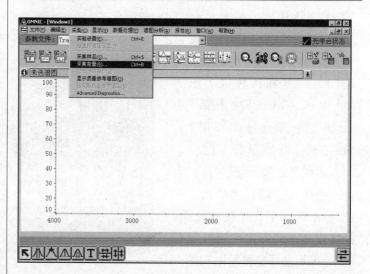 图 13 - 10 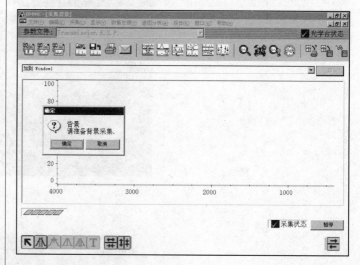 图 13 - 11

操作要点及注意事项	图　解
（4）记录谱图 　操作要点：依次点击菜单栏-"文件"-"另存为"，将测得的光谱图保存在相应文件夹内（图13-13和图13-14）。	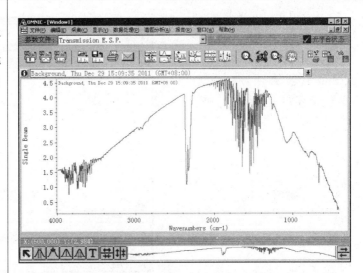 图13-12 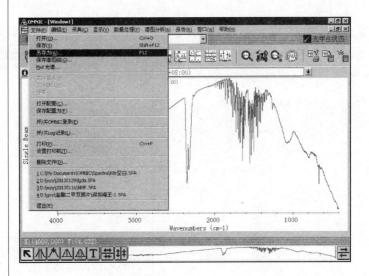 图13-13

操作要点及注意事项	图　解
（5）指定背景文件 操作要点：依次点击菜单栏-"采集"-"采集参数"，在"背景光谱管理"项下，点击"浏览"，选定保存好的背景光谱文件（图 13-15）。	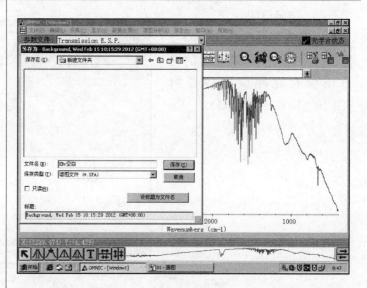 图 13-14 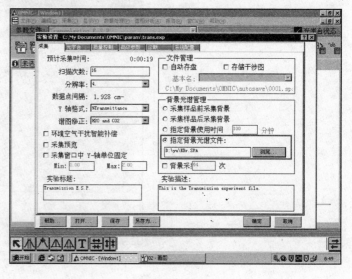 图 13-15

操作要点及注意事项	图　解

4. 样品片的测量

（1）取样

①操作要点：用试剂勺取样品 1.0～1.5 mg，置玛瑙研钵中，加入干燥的溴化钾细粉 200～300 mg 作为分散剂一同研细。

②注意事项：研磨应适度，过度研磨会导致晶格结构的破坏或晶型的转化。粒度不够细则易引起光散射能量损失，使整个光谱基线倾斜变形。通常以粒度 2～5 μm 为宜。样品与分散剂的用量可相应调整，使样品的最强吸收峰透光率在 10% 以下、基线透光率在 85% 以上为佳。

（2）压片：同背景片的测量。

（3）测量

操作要点：依次点击菜单栏-"采集"-"采集样品"，开始采集（图 13 - 16、图 13 - 17、图 13 - 18 所示）。

（4）记录谱图

①操作要点：同背景片的测量。

②注意事项：因在采集参数中设置了"指定背景光谱文件"，所以工作站在采集样品后已自动扣除了背景谱图。

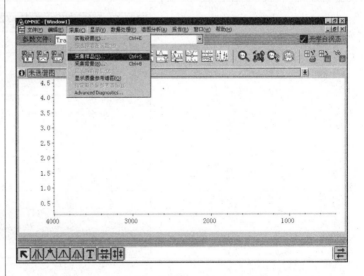

图 13 - 16

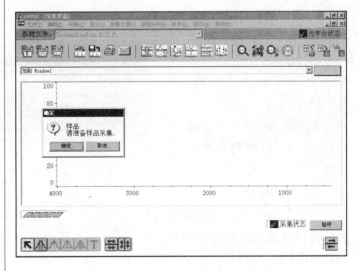

图 13 - 17

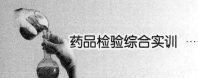

操作要点及注意事项	图　解
	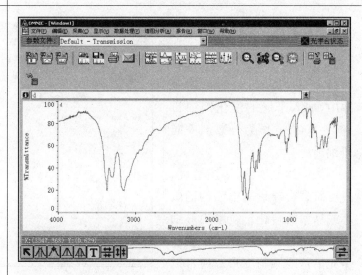 图 13 - 18

5. 数据处理

（1）标注特征峰

①操作要点：用工作站标注样品谱图中的各特征峰（图13-19）。

②注意事项：标注特征峰应清晰、准确，以便与标准图谱比较。

（2）打印报告

①操作要点：用工作站设计报告模版或调用内置的模版打印报告（图13-20）。

②注意事项：报告内容应详细记录谱图、检测参数、检测日期与时间。

（3）与标准图谱比对

操作要点：将采集的图谱与标准图谱进行比对，检查各特征峰的峰位是否一致（图13-21）。

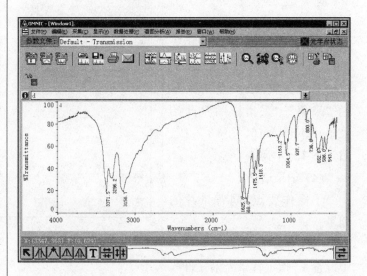

图 13 - 19

操作要点及注意事项	图　解

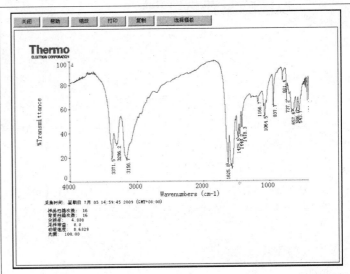

图 13 – 20

中文名:盐酸二甲双胍

英文名:Metformin Hydrochloride

分子式:C₄H₁₁N₅ · HCl

试样制备:KCl 压片法

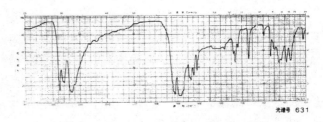

图 13 – 21

6. 实训后整理

（1）操作要点:实训结束后,将片子及玛瑙研钵中的剩余粉末倒入指定位置,实训用具须擦拭干净,放置在干燥器内,备用。关闭工作站与仪器电源。填写仪器使用记录。

（2）注意事项:擦拭过程应避免接触水。

仪器的保养与维护

1. 红外分光光度计应放置于专门的实验室内,实验室应干净、整洁,有相应的除湿和恒温设施,放置红外分光光度计的工作台应固定、平整,避免震动、气流及阳光直射。

2. 仪器工作站禁止接通互联网,避免使用 U 盘,以防感染计算机病毒。

3. 红外分光光度计是精密测量光谱的仪器,水汽对测量结果干扰较大。实验室应避免使用潮湿的抹布、拖把。仪器内部应放置干燥剂,并定期检查更换。仪器应至少每周开启一次,每次 4 小时,以除去仪器内部的水汽。

4. 压片模具等实训用具,使用完后避免用水清洗,清洁后保存在干燥器中,以免锈蚀。

5. 仪器使用后应详细填写使用登记卡并罩上防尘罩。

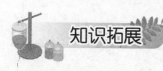 **知识拓展**

近红外光谱技术在药物分析领域的应用

近红外光谱(NIR)是指波长范围为 780~2 526 nm(波数范围约为 12 500~4 000 cm^{-1})的电磁波,其分析技术有如下特点:①几乎可以与所有含氢基团有关的样品理化性质相关,可广泛应用于定性定量分析;②可以获取样品内部深处的物质信息,可用于对复杂样品进行非破坏性测定、原位分析、在线分析和活体分析;③仪器成本低,分析速度快;④分析过程不消耗试剂,不产生污染,属于"绿色分析"技术。

在药学领域中,近红外光谱分析技术已广泛运用于原料药、辅料的质量评价、包装材料的质控、制剂的定性定量分析、制药过程控制及实时分析和中药分析等。目前我国自主研发的药品快速检测车上均配备了近红外光谱仪,由于该设备不破坏成品包装即可直接对药品的真伪进行识别,是"无损检测",并且检测速度快,操作简单,成本低,在基层药品市场管理中发挥了不可或缺的作用。

 思考题

1. 红外区采集光谱的波长及波数是多少?

2. 采集图谱的透光率以多少为佳？如何调整？

3. 哪些措施能减少环境对测量结果的影响？

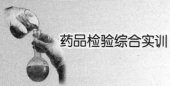

【红外分光光度计操作技能考核评分标准】

班级：　　　　　姓名：　　　　　学号：　　　　　得分：

项　目	分值	操作实施要点	得分及扣分依据
基本要求 （5分）	2	工作服干净整洁	
	3	实验室要求：不可随意来回跑动，保持安静，严肃认真	
准备工作 （15分）	5	真实完整记录实验室温度及相对湿度	
	5	检查电源、干燥剂、除湿机	
	5	检查实训用具是否干燥洁净	
操作过程 （45分）	5	通电源，预热，开启工作站	
	5	正确设置或检查各项采集参数	
	5	取样过程熟练、取样量准确，不得出现泼洒	
	5	充分研磨均匀	
	5	压片模具放置位置准确，压片操作准确	
	5	压成的片子应完整、透明	
	5	小心从模具中取出片子，不得出现破损	
	5	放置片子应迅速，减少样品室的空气流通	
	5	正确操作工作站，采集图谱	
采集及数据处理 （15分）	5	正确标出峰位	
	5	报告内容详细、准确	
	5	正确指出采集图谱的特征峰位，与标准图谱比较一致	
结束工作 （10分）	3	关闭工作站与仪器电源	
	3	清洁实训用具，并放置在干燥器内	
	2	填写仪器使用记录	
	2	套上防护罩	
时间控制（5分）	5	50分钟之内完成操作	
交流提问（5分）	5		
总　分			

监考教师：　　　　　　　　　　考核时间：

（程　正）

实训十四　荧光分光光度计操作技能实训

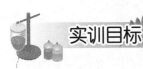

实训目标

1. 了解荧光分光度计的基本构成与测量原理。
2. 掌握荧光分光度计的操作技能。
3. 规范记录数据,并能对数据进行正确分析与处理。

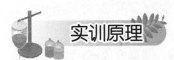

实训原理

1. 荧光分光光度计基本原理　一些物质经紫外光或波长较短的可见光照射后,会发射出波长更长的荧光。不同物质由于分子结构的不同,其激发态能级的分布具有各自不同的特征,这种特征反映在荧光上表现为各种物质都有其特征荧光激发和发射光谱,因此可以用荧光激发和发射光谱的不同来定性地进行物质的鉴定。建立在测量荧光强度和波长基础上的分析方法称为荧光分析法。

由高压汞灯或氙灯发出的紫外光和蓝紫光经滤光片照射到样品池中,激发样品中的荧光物质发出荧光,荧光经过滤过和反射后,被光电倍增管所接受,然后以图或数字的形式显示出来。物质荧光的产生是由在通常状况下处于基态的物质分子吸收激发光后变为激发态,这些处于激发态的分子是不稳定的,在返回基态的过程中将一部分的能量又以光的形式放出,从而产生荧光。

由于物质的吸收光谱与物质的分子结构有关,而且在一定条件下其吸收程度与该物质的浓度成正比。在溶液中,当荧光物质的浓度较低时,其荧光强度(F)与该物质的浓度(c)通常有良好的正比关系,即 $F=K \cdot c$,式中 K 为常数。利用这种关系可以进行荧光物质的定量分析,荧光分析也可以采用标准曲线法进行。

例如,维生素 B_2 溶液在 $430 \sim 440$ nm 蓝光的照射下,发出绿色荧光,荧光峰在 535 nm 附近。维生素 B_2 在 pH=6～7 的溶液中荧光强度最大,而且其荧光强度与维生素 B_2 溶液浓度呈线性关系,因此可以用荧光光谱法测维生素 B_2 的含量。

2. 荧光分光光度计基本结构 图 14-1 显示的是 F97Pro 型荧光分光光度计,荧光分光光度计基本结构通常由以下几部分组成:

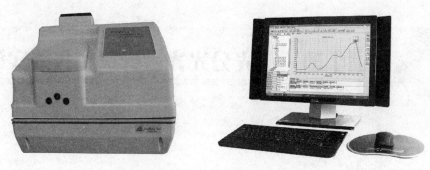

图 14-1 F97Pro 型荧光分光光度计

(1) 光源:以高压汞蒸气灯或氙弧灯为光源,其中氙弧灯较为常用,是由于其能发射出强度较大的连续光谱,且在 300～400 nm 范围内强度几乎相等。

(2) 激发单色器:置于光源和样品室之间的为激发单色器或第一单色器,筛选出特定的激发光谱。

(3) 发射单色器:位于样品室和检测器之间的为发射单色器或第二单色器,常采用光栅为单色器,其作用是筛选出特定的发射光谱。

(4) 样品室:液体样品用石英池,粉末或片状样品用固体样品架。测量液体时,光源与检测器成直角安排;测量固体时,光源与检测器成锐角安排。

(5) 检测器:一般用光电管或光电倍增管,检测器可将光信号放大并转为电信号。

(6) 显示系统:现在一般都是通过连接的电脑显示测量结果。

荧光分光光度计基本结构示意图如图 14-2 所示。

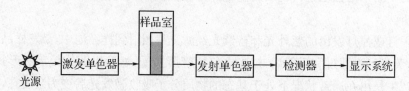

图 14-2 荧光分光光度计基本结构示意图

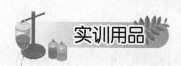
实训用品

1. 实训仪器 F97Pro 型荧光分光光度计。

2. 试剂 系列维生素 B_2 标准溶液(配制:先称取一定质量的维生素 B_2 标准品,用 10 ml/L 的醋酸配制成浓度为 10.0 μg/ml 维生素 B_2 标准溶液。取上述溶液 0.00 ml、0.50 ml、1.00 ml、1.50 ml、2.00 ml、2.50 ml 分别置于 25 ml 的容量瓶中,用 10 ml/L 的醋酸定容至刻度线,摇匀,得浓度依次为 0.20 $\mu g/ml$、0.40 $\mu g/ml$、0.60 $\mu g/ml$、0.80 $\mu g/ml$、1.00 $\mu g/ml$ 的一系列维生素 B_2 标准溶液);维生素 B_2 样品(配制:取维生素 B_2 药品 10 片,研碎,准确称取一定量的样品,根据药品说明书标明的规格,使称取的样品中含维生素 B_2 约为 10 mg,将其用 10 ml/L 的醋酸稀释后用 100 ml 的容量瓶定容,取该溶液 1.50 ml 置于 25 ml 的容量瓶中,然后用 10 ml/L 的醋酸定容至刻度,摇匀)。

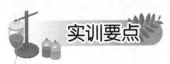 **实训要点**

以维生素 B_2 含量测定为例:

操作要点及注意事项	图　解
1. 开机 (1)操作要点:打开电脑和荧光分光光度计。 (2)注意事项:荧光分光光度计开机时,先开氙灯,后开主机。开机后预热 10 分钟。	
2. 打开软件 (1)操作要点:点击电脑桌面 F97Pro 快捷图标。电脑自动联机初始化,显示如图 14-3 所示。初始化完成后显示如图 14-4 所示。 (2)注意事项:电脑自动联机初始化过程,样品室中不能有样品,也不要对计算机进行任何操作。	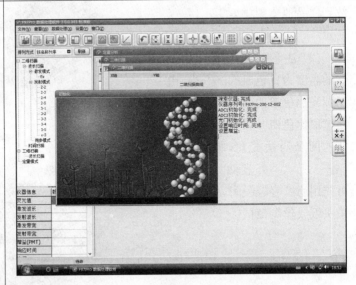 **图 14-3**

操作要点及注意事项	图　解

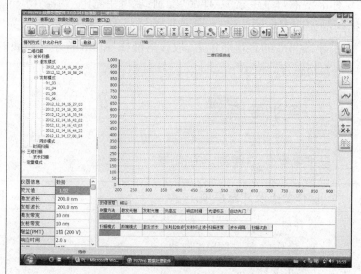

图 14 - 4

3. 放入样品(维生素 B_2)

（1）操作要点：打开样品室盖，将装有液体样品的比色皿放到样品池支架中，如图 14 - 5 所示。

（2）注意事项：比色皿中液体的高度为比色皿的 2/3 处，由于荧光比色皿四面均为光学面，在拿取比色皿时，只能用手握住皿的两个对边棱角，操作如图 14 - 6 所示。外表面如有残液可先用滤纸轻轻吸附，然后再用镜头纸或丝绸擦拭。

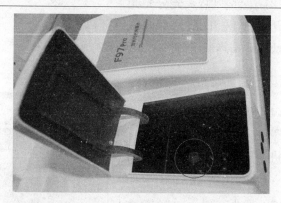

图 14 - 5

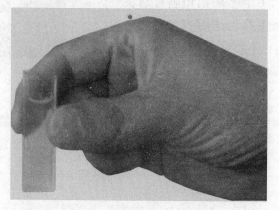

图 14 - 6

操作要点及注意事项	图　解

4. 参数设置

（1）操作要点：在"文件"下拉菜单栏中，选择"新建方法"命令，弹出对话框后，测量方法选择"波长扫描"，在"操作者"空白处输入操作者名称，然后点击"确定"，显示如图14-7所示。在"设置"下拉菜单栏中，点击"仪器选项"，在弹出的对话框中，设置结果保存的方法和途径，显示如图14-8所示。

（2）注意事项：在测量方法里，包括波长扫描、时间扫描、定量分析和三维扫描，这些方法在荧光分析中都有重要的应用价值。

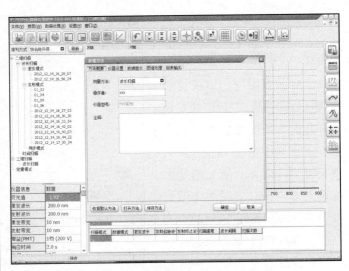

图 14-7

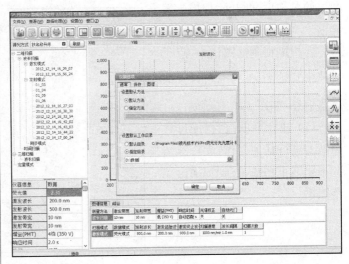

图 14-8

操作要点及注意事项	图　解

5. 扫描激发波长

（1）操作要点：点击工具栏中新建一个测量方法图标，在弹出对话框中，打开"仪器设置"窗口，扫描模式选择"激发模式"，并根据需要设置相应的参数。在测量维生素 B_2 时，发射波长设为 524 nm，激发起始波长设为 200 nm，激发终止波长设为 500 nm，见图 14 - 9，点击"确定"，便可以开始扫描操作。

扫描时点击工具栏中开始图标，在弹出的窗口中输入图谱的名称后，便开始扫描激发光谱。

在扫描得到的图谱中，点工具栏中开始图标，可以读取图谱信息，如图 14 - 10 所示。

（2）注意事项：在扫描过程中请勿进行任何操作，无特殊情况不要终止扫描，直到扫描出完整图谱。

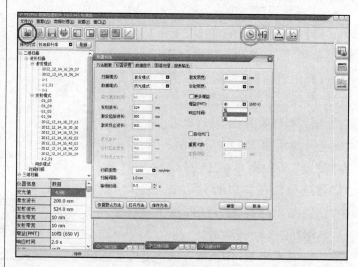

图 14 - 9

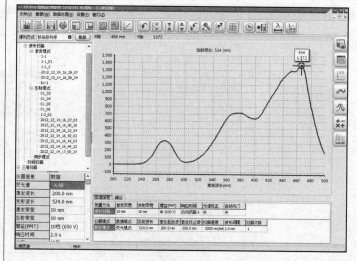

图 14 - 10

操作要点及注意事项	图　解

6. 扫描发射波长

操作要点：重新进入到图14-11界面，扫描模式选择"发射模式"，在激发波长中输入"扫描激发波长"得到的最大激发波长，并设置其他参数，确定后点"开始"图标，在弹出的窗口中输入图谱的名称后，便开始扫描发射光谱，即荧光光谱。

7. 维生素 B_2 含量测定

（1）标准曲线制作

①操作要点：测量系列维生素 B_2 标准品溶液的荧光光谱，分别测得其荧光强度，测量结果如表14-1所示。以荧光强度为纵坐标，标准系列溶液浓度为横坐标，绘制标准曲线。图14-12是一系列维生素 B_2 所得到的标准曲线。

②注意事项：测量必须在同一条件下一次性依次完成，测量过程中不能更改任何参数设置。

（2）维生素 B_2 含量测定

①操作要点：测量样品溶液的荧光光谱，得到最大强度值。

②注意事项：测量样品必须在同一条件下一次性依次完成，测量过程中不能更改任何参数设置。

（3）数据及结果分析

①操作要点：根据样品溶液的荧光强度，在标准曲线上查得对应的浓度，再计算原样品中维生素 B_2 的含量。

②注意事项：在进行数据处理时，如果动用 Origin 软件，更为方便与准确。

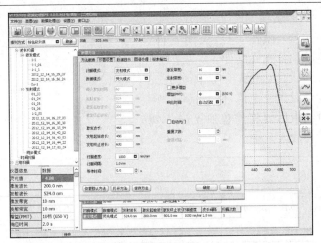

图 14-11

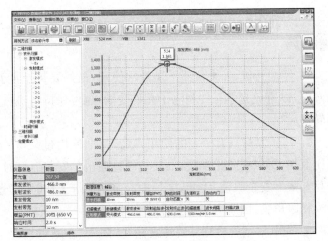

图 14-12

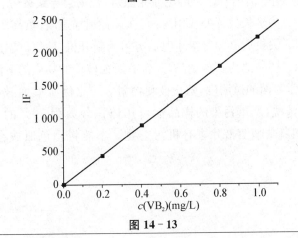

图 14-13

操作要点及注意事项	图　解
8. 关机 （1）操作要点：关闭软件、电脑和分光光度计。 （2）注意事项：关闭分光光度计时先关主机，再关氙灯。测量结束后要将比色皿洗净干燥后再放入盒中。	

表 14 - 1

浓度（μg/ml）	0	0.20	0.40	0.60	0.80	1.00	未知
荧光强度	0	428.6	900.7	137.0	1 792.0	2 205.0	

 仪器的保养与维护

1．经常开机，如果仪器不是经常使用，最好要每星期开机 1～2 小时。一方面可去除机内的潮湿，以避免光学元件和电子元件受潮，也可保持各机械部件不会生锈，从而保证仪器能正常运转。

2．高压氙灯具有一定的使用寿命，超期使用过久可能会爆炸。高压氙灯由于灯管内充有高压氙气，所以要防止爆裂，不要被硬物撞击。安装氙灯时，关机后，必须等 1 个小时才能更换，并且要戴上安全眼镜、手套、穿长袖衣服。氙灯工作时，灯光很强，其射线会损伤视网膜，紫外线会损伤眼角膜，因此应该避免直视光源。

3．光电倍增管检测器要注意防尘、防潮，在断电情况下用吸耳球或软毛笔除尘，用吹风机除湿。光电倍增管还要避免强光照射，否则会导致疲劳、性能变差。

4．为延长仪器的使用寿命，在设置扫描速度、负高压、狭缝时，最好不设置为高挡。

5．关机后必须等半小时后方可重新开机，使氙灯温度下降。

6．样品池是石英制品，凡含有腐蚀玻璃的物质的溶液，都不能长期盛放在比色皿中。要保持光学窗面的透明度，防止被硬物划痕。比色皿里面被污染后，先后用自来水、弱碱洗涤剂、纯水清洗，严重污染的样品池可用体积分数为 50％ 的稀硝酸浸泡，或用有机溶剂如三氯甲烷、四氢呋喃溶液除去有机污染物。不能将比色皿放在火焰或电炉上进行加热或干燥箱内烘烤。

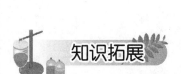

知识拓展

荧光与磷光

光与某些物质作用产生激发态分子,其返回基态时的发光现象称为光致发光,荧光和磷光都属于光致发光。

荧光:一般所见的光都是原子受激发时,电子的能阶跃迁的产物。而荧光必须是物质受光线照射,该物质吸收能量后,以物质本身特性的能阶将光线释放出来。当释放出的光线在可见光范围,便是我们眼中所见到的荧光。当没有光线照射时,便没有光线激发出来(荧光物质不是主动的发光体,而是受光线激发产生能阶跃迁)。

磷光:若是某些物质的能阶有较长的生命期,向低能阶跃迁发光的事件发生于光线照射一段时间后,就是所谓的磷光物质,但是经过一段时间后也会消失。也就是说磷光产生过程时间较荧光长,一旦截去激发光,荧光立即消失,而磷光还会延续一段时间。

思考题

1. 简述荧光分光光度计的工作原理。

2. 荧光分光光度计主要包括哪些基本结构?

3. 荧光测定中应该注意哪些问题?

【荧光分光光度计操作技能考核评分标准】

班级: 　　　　姓名: 　　　　学号: 　　　　得分:

项　目	分值	操作实施要点	得分及扣分依据
基本要求 (5分)	2	工作服干净整洁	
	3	遵守实训室纪律	
测量前准备 (25分)	5	实训用品齐全	
	10	标准溶液的配制与标准曲线	
	10	样品的准备	
操作过程 (40分)	5	正确开机	
	5	正确设置参数	
	5	样品池使用正确	
	5	扫描激发光谱	
	5	扫描发射光谱	
	5	正确记录数据	
	5	测量过程合理	
	5	操作仪器动作流畅	
数据处理 (10分)	5	能够根据测量结果进行处理	
	5	测量结果准确并书写实训报告	
结束工作 (10分)	5	整理仪器和台面,打扫仪器室	
	5	填写仪器使用记录	
时间控制(5分)	5	90分钟内完成(不包括配制试剂)	
交流提问(5分)	5		
总　分			

监考教师: 　　　　　　　　考核时间:

(张宝成)

实训十五　原子吸收分光光度计操作技能实训

实训目标

1. 了解原子吸收分光光度计的基本构成与测量原理。
2. 掌握原子吸收分光光度计的操作技能。
3. 规范记录数据,并能对数据进行正确分析与处理。

实训原理

1. 原子吸收的基本原理　图 15 - 1 所示是岛津 AA-7000 型原子吸收分光光度计。

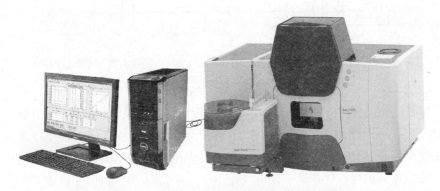

图 15 - 1　岛津 AA-7000 原子吸收分光光度计

　　原子吸收是基于物质所产生的原子蒸气对特定谱线的吸收作用来进行定量分析的一种方法。正常情况下,原子处于基态,核外电子在各自能量最低的轨道上运动。如果将一定外界能量如光能提供给该基态原子,当外界光能量 E 恰好等于该基态原子中基态和某一较高能级之间的能级差 ΔE 时,该原子将吸收这一特征波长的光,外层电子由基态跃迁到相应的激发态,而产生原子吸收光谱。各种元素的原子结构和外层电子排布不同,从基态跃迁至激发态(一般都是第一激发态,最易激发)所吸收的能量也不同,具有特征性,于是我们选择最易发生、吸收最强、最灵敏线作为特征谱线。所以测定一种元素必须选择该元素的空心阴极灯。

原子吸收光谱分析的波长区域在近紫外区。原子吸收分光光度计的原理如图15－2所示，是将光源辐射出的待测元素的特征光谱（入射光强 I_0）通过样品的原子蒸气，被待测元素的基态原子吸收，出射光强 I 反映了发射光谱被减弱的程度，由发射光谱被减弱的程度，进而求得样品中待测元素的含量，它符合 Lambert-Beer 定律：

$$I = I_0 e^{-klc}$$
$$T = (I / I_0) \times 100\%$$
$$A = -\lg I / I_0 = -\lg T = klc$$

式中：T 为透射率；k 为摩尔吸收系数；A 为吸光度；l 为光程长；c 为样品溶液中待测元素的浓度。

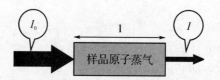

图 15－2　原子吸收分光光度计原理示意图

2. 原子吸收分光光度计的构成　图 15－3 所示为原子吸收分光光度计基本结构示意图。

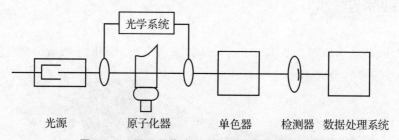

图 15－3　原子吸收分光光度计基本结构示意图

（1）辐射源（空心阴极灯）：空心阴极灯是一种特殊气体放电器，包括一个阳极和一个空心阴极，两电极密封于带有石英窗口的玻璃管中，管中充有低压惰性气体。在空心阴极灯两个电极间加上一定电压时，阴极灯开始辉光放电，电子从空心阴极射向阳极，并与周围惰性气体碰撞使之电离。带正电荷的惰性气体离子在电场作用下连续轰击阴极表面，阴极表面的金属原子发生溅射，溅射出来的金属原子在阴极区受到高速电子及离子流的撞击而激发，从而辐射出具有特征谱线的锐线光谱。

（2）原子化器：将分析物质转换为自由原子。原子化器有两种类型，即火焰原子化器和无火焰原子化器。火焰通过助燃气（如空气、氧化亚氮、氩气）和燃气（如氢气、乙炔）的燃烧而产生。空气-乙炔适用于多种元素，是最常用的火焰选择。无火焰原子化器包括石墨炉、冷汞发生器、氢化物发生器。石墨炉用于原子化温度较高的元素，如镉、铬等，冷汞发生器用于测定汞，氢化物发生器主要用于测定砷等元素。

（3）光学系统:有单光束和双光束两种。单光束是光源辐射出目的元素的特征光谱,光束经样品池准直于单色器。双光束是来自灯光源的光被分为样品光束和参比光束,样品光束准直于样品池,参比光束绕过样品池,测量信号为样品光束和参比光束的比值。双光束可以消除光源强度波动造成的影响,得到更稳定的基线。

（4）单色器(分光器):由多个窗板和反射镜组成,把特征谱线与邻近谱线分开。

（5）检测器(光电倍增器):可将光信号放大并转为电信号。

（6）数据处理系统:现在一般都是通过连接的电脑处理测量数据。

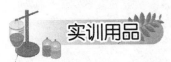

实训用品

1. 实训仪器　岛津 AA-7000 原子吸收分光光度计。

2. 试剂　自来水、系列铜(Cu)标准溶液(配制:依次吸取浓度为 10.0 μg/ml 铜(Cu)标准储备液 0.00 ml、0.25 ml、1.00 ml、2.00 ml、3.00 ml、4.00 ml 分别置于 50 ml 的容量瓶中,加入 2% 硝酸溶液稀释至刻度,摇匀,得浓度依次为 0.00 μg/ml、0.05 μg/ml、0.20 μg/ml、0.40 μg/ml、0.60 μg/ml、0.80 μg/ml 的系列铜(Cu)标准溶液)。

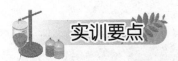

实训要点

以自来水中铜的含量测定为例:

操作要点及注意事项	图　解
1. 启动 （1）操作要点:打开乙炔钢瓶以及空气压缩机。打开 AA 主机电源开关(仪器正面右下角)和电脑。 （2）注意事项: ①查看乙炔压力,保证压力值在 0.1 bar,空气压力值 0.35 bar。 ②打开 AA 主机电源后蜂鸣器会"嘚"地响一次,随后进入自检,如果自检正常蜂鸣器会"嘚、嘚、嘚"响三次。	

操作要点及注意事项	图　解

2. 打开软件

（1）操作要点：在 Windows 的桌面上，双击图标 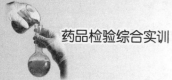，出现操作界面（图 15-4），点击仪器，进入 WizAArd 登录系统界面（图 15-5），输入登录 ID，点击"确定"。在屏幕上出现向导选择画面（图 15-6），双击"元素选择"图标，或者点击"元素选择"图标，然后点击"确定"键。出现元素选择界面，点击"选择元素"（图 15-7），出现装载参数画面（图 15-8）。这时，既可以点击周期表，从出现的周期表中选择需要测定的元素；也可以从菜谱下方的下拉式菜单中选择需要测定的元素。一旦选择元素，测定的波长、灯电流、狭缝大小、火焰的观察高度、火焰的类型以及燃气的流量等都将自动列出。点击确定。再点击"连接"，弹出装置的初始化界面（图 15-9）。岛津 AA-7000 默认初始化石墨炉（打开石墨炉即可），火焰可以选择，需用火焰法就选择燃气、助燃气压力检查，不用可以选择不检查。

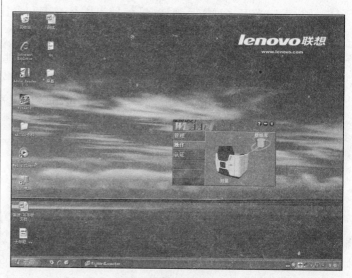

图 15-4

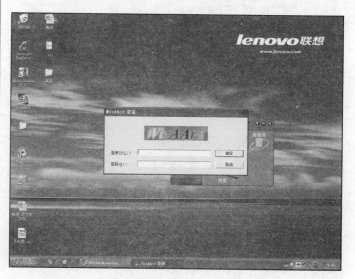

图 15-5

操作要点及注意事项	图　解
	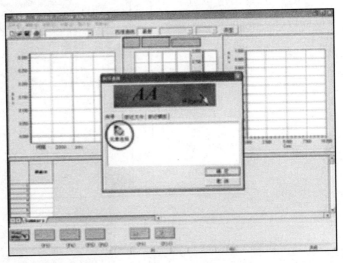

图 15－6

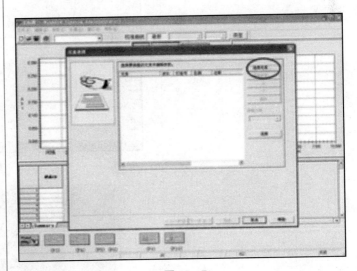

图 15－7 |

操作要点及注意事项	图　解

（2）注意事项

①选择元素前应该查看是否已装待测元素的空心阴极灯（图 15 - 10）。

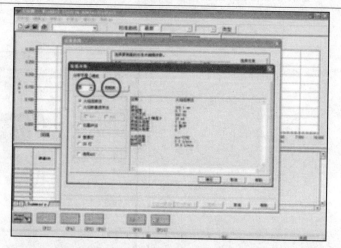

图 15 - 8

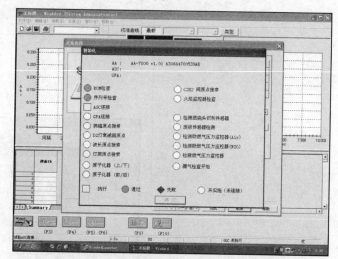

图 15 - 9

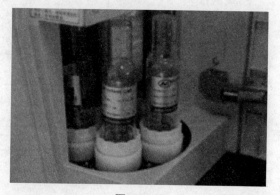

图 15 - 10

操作要点及注意事项	图　解
②火焰初始化过程,需要进行废液探头检查,根据界面提示,先提起废液探头,点击"确定",再装好,点击"确定"(图15-11)。 ③查看废液罐的水量。如果水量不足,不能通过初始化。用洗瓶添加超纯水。	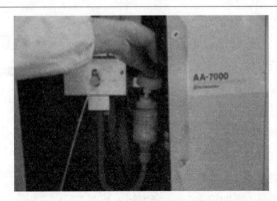 图 15-11
3. 参数设置 (1) 操作要点:初始化结束,点击"确定"。出现火焰分析日常检测项目界面,选中所有项,点击确定(图15-12)。再次出现元素选择界面,点击"下一步","下一步","下一步",至出现光学参数界面,点击"谱线搜索"(图15-13),仪器自动点亮相应的元素灯,进行谱线搜索和光束平衡。待两项都出现"OK",关闭该界面。点击"下一步",出现原子化器/气体流量设定界面(图15-14),检查各项参数是否设定正确,然后点击"完成"。MRT 工作单界面(图15-15),下方表格依次设成 BLK(标准空白)、STD(标准溶液)、BLK(样品空白)、UNK(样品溶液),标准溶液有六个点,就设六行 STD,依次输入它们的实际浓度值。	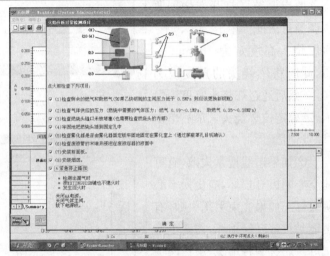 图 15-12 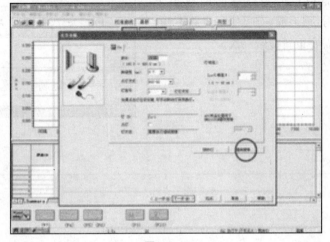 图 15-13

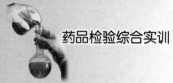
操作要点及注意事项	图　解

（2）注意事项

①燃烧器的位置，一般我们调好后可以不用再动，能通过谱线搜索和光束平衡就可以了，如果需要调节最优灵敏度位置，在光学参数画面点灯方式设为NON-BGC（不扣背景），进行谱线搜索。然后从菜单选择"仪器"，选择"维护保养"，选择"燃烧器原点调节"，打开燃烧器原点调节对话框。单击"上"、"下"将燃烧头高度定为 10 mm 左右，此时将燃烧头的角度设为"0"。然后通过燃烧头高度测量卡，准确定位燃烧头。最后单击"原点记忆"。

②如果谱线搜索失败，有可能空心阴极灯损坏，应更换空心阴极灯。如果光束平衡失败，有可能是氘灯已经损坏，需要更换氘灯。还有一种情况，虽然两项都 OK，但是搜索的谱线不平滑，很毛糙，有可能是光路不畅，需要重新搜索一次。

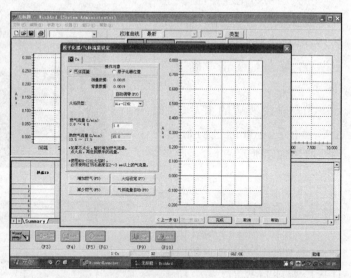

图 15－14

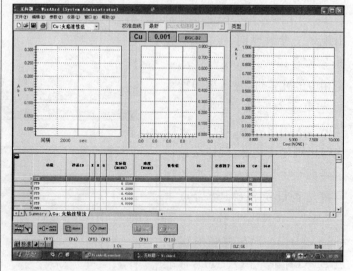

图 15－15

操作要点及注意事项	图　解
4. 测量 （1）操作要点：方案设置完毕，按主机的"点火"键进行点火（同时按住绿色和灰色按钮）。点火成功后，先用超纯水清洗燃烧头（图15-16），点击绿色"START"图标。然后依次从低浓度到高浓度标准溶液测定，制备标准曲线。MRT工作单界面右上角自动给出曲线方程和相关系数（图15-17）。样品测定结束后，MRT工作单下方表格中会给出样品测定浓度值。测量结束，熄火（按主机上红色按钮）或者直接关闭乙炔气。然后点击"文件"，点击"另存为"，保存数据。 （2）注意事项 ①点火后，首先应确认火焰的颜色、形状无异常状况，才能开始。正常火焰应是连续的蓝色火焰，如果有缺口，说明燃烧头不清洁，如果火焰发红，则说明乙炔气不够纯净。 ②每测完一次样品，最好都用超纯水清洗一次。 ③每次毛细管吸样测定时，我们可以关注界面实时显示的吸收值，待吸收值稳定时，才点击"START"。 ④标准曲线相关系数一般要求0.99以上。如果达不到，应重新配制标准曲线溶液。也可以去除偏离最大的一个点，若能达到要求，也可以不重做曲线。	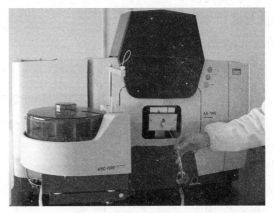 图15-16 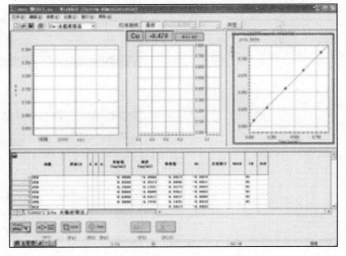 图15-17

操作要点及注意事项	图　解
⑤测量结束,关闭乙炔气后,也可以选择仪器项下余火燃烧,清除管路中的乙炔,也可以不清除,下次开机初始化时清洁。	
5.打印数据 操作要点:"文件"项下,依次选择打印数据/参数和打印表格数据(图15-18),弹出选择方案界面(图15-19),选中需要打印的元素,确定。	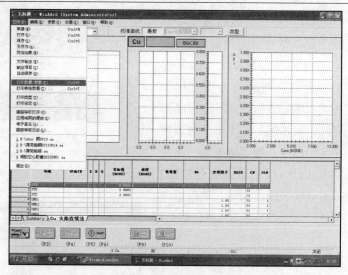 图 15 - 18 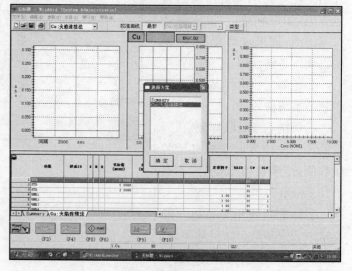 图 15 - 19

操作要点及注意事项	图　解
6. 关机 （1）操作要点：测量结束，点击"关闭"，按照提示，关闭乙炔、空气压缩机、仪器主机，然后关闭电脑。 （2）注意事项：空气压缩机关闭后，按下放气阀，使压力降到0。	
7. 数据计算 操作要点：如果样品经过提取、稀释，应根据测定得到的浓度值，利用公式计算样品中该元素的含量。	

 仪器的保养与维护

1. 点火前的检查　燃烧头是否有堵塞，用一张卡片从左到右划过检查。检查废液罐水量，如果缺水要添加。检查废液容器是否已满，应及时处理。

2. 检查气路是否正常，是否出现漏气，如果出现漏气，可以通过逐级水封法进行检查具体漏气位置。

3. 燃烧中的检查　吸样毛细管中如有堵塞要清理，可以通过听声音辨别，畅通时声音是"嘶嘶"的，如有堵塞，声音比较闷。毛细管的绝缘聚乙烯管如有破损要更换。

4. 原子化器的窗片要经常清洁，用蘸过乙醇的软布擦拭。

5. 待测样品前处理非常重要，待测溶液的浓度不可过高，如果浓度太高，可以进行稀释。

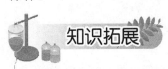 **知识拓展**

微波消解技术

前处理是分析化学中最普遍的操作步骤之一，因为，大多数定量分析技术需要样品以液体状态进样。样品前处理又是分析化学中最重要的过程之一，因为每个样品前处理需用分析全过程时间的2/3，同时样品前处理带来的误差是分析结果误差的1/3。所以样品前处理受到分析工作者的特别重视，每一个分析工作者，都希望找到最佳的样品前处理技术。应用微波激活化学物质特性和快速加热，可加速或选择性地进行化学反应，金属浸取，芳香油提炼，农残萃取和样品消解等。把微波与密闭容器结合起来,使样品的前处理工作效率极大提高。现在主要应用的微波消解仪都是密封罐微波消解,它具有下列优点:①微波激活特性使溶解和萃取更容易;②快速加热和密闭容器得到的高压,可提高溶解和萃取温度,因而获得快速的制样效果;③使用密闭容器使常规法易挥发元素如 As(砷)、B(硼)、Cr(铬)、Hg(汞)、Sb(锑)、Se(硒)、Pb(铅)和 Sn(锡)等不损失;④减少试剂用量,获得低的空白值和降低对环境的污染;⑤减少酸雾对实验室空气和分析室工作人员的危害;⑥使制样容易控制,易于实现自动化。近年来微波消解仪广泛用于分析化学、食品药品等行业,有望取代其他方法成为主要前处理方法。

 思考题

1. 简述原子吸收分光光度计的工作原理。

2. 选用石墨炉法测定时,通高纯氮气的作用是什么? 为什么原子化阶段要切断气流?

3. 原子吸收法主要用于测定哪一类元素,为什么?

【原子吸收分光光度计操作技能考核评分标准】

班级：　　　　　姓名：　　　　　学号：　　　　　得分：

项　目	分值	操作实施要点	得分及扣分依据
基本要求 （5分）	2	工作服干净整洁	
	3	遵守实训室纪律	
测量前准备 （40分）	10	检查气路、废液容器、废液罐	
	10	检查待测元素灯是否安装到位	
	20	标准曲线溶液制备和样品处理	
操作过程 （20分）	5	开气，通电源，开启工作站	
	10	正确设置或检查各项参数	
	5	正确操作工作站，采集数据	
数据处理 （10分）	5	正确计算测定元素的含量	
	5	书写实训报告	
结束工作 （10分）	3	正确关闭工作站与仪器电源	
	5	及时、正确清洁实训用具	
	2	填写仪器使用记录	
时间控制（10分）	10	2小时内完成	
交流提问（5分）	5		
总　分			

监考教师：　　　　　考核时间：

（叶六平）

实训十六 溶出度测定仪操作技能实训

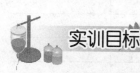

实训目标

1. 了解溶出度测定仪的基本构成与测量原理。
2. 掌握溶出度测定仪的操作技能。
3. 规范记录数据，并能对数据进行正确分析与处理。

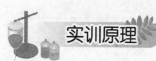

实训原理

1. **溶出度测定的基本原理**　溶出速度除与药物的晶型、颗粒大小有关外，还与制剂的生产工艺、辅料、贮存条件等有关。为了有效地控制固体制剂（片剂、胶囊剂或颗粒剂等）的质量，除采用血药或尿药浓度法等体内测定法推测吸收速度外，体外溶出度测定是一种较为简便的质量控制方法。溶出度的结果一般用百分率来表示。《中国药典》（2010 年版）中收载的方法有篮法、浆法和小杯法。本实训将重点练习浆法。

2. **ZRS-8G 型智能溶出度测定仪的基本结构**　图 16 - 1 所示的是 ZRS-8G 型智能溶出度测定仪，其基本结构主要有以下几部分：

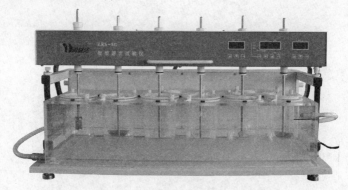

图 16 - 1　ZRS-8G 型智能溶出度测定仪

(1) 手动翻转式机头:可方便取放溶出杯、加溶出介质及取样。

(2) 转杆:连接电机带动桨或转篮旋转。

(3) 自闭式快速接嘴:排水冲洗。

(4) 温度传感器:内置式温度传感器可精确进行控温。

(5) 控制系统:采用双八位单片微电脑控制系统,功能齐全,操作简便,测控性能好。

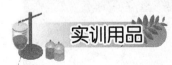

实训用品

1. 实训仪器　ZRS-8G 智能溶出度测定仪、755 型紫外-可见分光光度计、电子天平、1 000 ml 烧杯 1 个、移液管和量筒等。

2. 药品和试剂　苯巴比妥片、苯巴比妥对照品、硼酸(分析纯)、氯化钾(分析纯)、纯化水等。

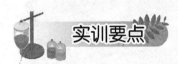

实训要点

以苯巴比妥片的溶出度测定为例(《中国药典》2010 年版附录 ⅩC 第二法(浆法)):

测定前,应对仪器装置进行必要的调试,使桨叶底部距溶出杯的内底部 25 mm±2 mm,分别量取经脱气处理的溶出介质,置各溶出杯内,实际量取的体积与规定体积的偏差应不超过±1%,待溶出介质温度恒定在 37 ℃±0.5 ℃后,取供试品 6 片(粒、袋),分别投入 6 个溶出杯内,注意供试品表面上不要有气泡,按各品种项下规定的转速启动仪器,计时;至规定的取样时间(实际取样时间与规定时间的差异不得过±2%),吸取溶出液适量(取样位置应在桨叶顶端至叶面的中点,距溶出杯内壁不小于 10 mm 处;须多次取样时,操作同第一法),立即用适当的微孔滤膜滤过,自取样至滤过应在 30 秒内完成。取澄清溶液,照各品种项下规定的方法测定,计算每片(粒、袋)的溶出量。

操作要点及注意事项	图　解
1. 实训前准备工作 操作要点:检查仪器各部件是否完整;检查实训所需其他物品是否齐备。	

操作要点及注意事项	图　解

2. 仪器调试与条件设定

（1）操作要点

①调整桨叶使其距溶出杯的内底部 25 mm。

②分别量取 900 ml 经脱气处理的溶出介质，置各溶出杯内。

③调整转速为 50 转/分钟。

④加热溶出介质使温度恒定在 37 ℃±0.5 ℃。

操作如图 16-2 所示。

（2）注意事项：在仪器设定条件启动之前，一定要将水槽中的水加至箱体红线标记处，否则会烧坏仪器。

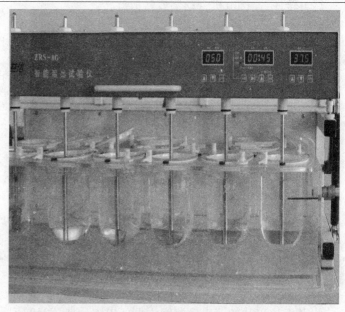

图 16-2

3. 溶出过程

（1）操作要点

①取苯巴比妥片 6 片分别投入 6 个溶出杯内，注意供试品表面上不要有气泡，按 50 转/分钟启动仪器，设定时间为 45 分钟。

②至 45 分钟时，在桨叶顶端至叶面的中点，距溶出杯内壁不小于 10 mm 处吸取各溶出液适量（如图 16-3 所示），立即用适当的微孔滤膜滤过。

③取各滤液加硼酸氯化钾缓冲液（pH＝9.6）定量稀释制成每毫升中约含 5 μg 的溶液，摇匀。

（2）注意事项：自取样至滤过应在 30 秒内完成。

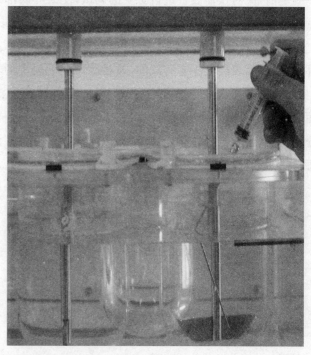

图 16-3

操作要点及注意事项	图　解
4. 溶出度测定与计算 　操作要点:按照紫外-可见分光光度法,以配制的 5 μg/ml 的苯巴比妥对照品溶液作为对照液,在 240 nm 的波长处分别测定吸光度,计算每片的溶出度。 　(注:样品溶出后采用紫外分光光度法中的对照品对照法测定每片药品溶出后溶液中药物的浓度,从而计算溶出量。紫外分光光度法的操作方法在本书实训十一中已详细介绍,这里不再演示。)	

仪器的保养与维护

1. 必须保证测定过程中水位至少高于出水口 2 cm 以上,否则禁止开机。
2. 初次开机时,水位应下降 1 cm。加热箱应有水(水嘴处有气泡冒出),否则禁止开机。
3. 开机后如不显示数字,或电源指示灯不亮,应检查保险丝是否熔断,电源电压是否正常。
4. 开机后若温度数字显示不稳定,可查看测浊线插头与传感器插座连接是否良好。
5. 不可将温度传感器插入溶剂中,以免热敏电阻受腐蚀。

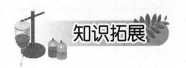

知识拓展

溶出度测定仪的开发进展

　　药物溶出度测定试验仪器几十年来一直在不断地改进,自动控温、控速,手工取样,经滤过、稀释等操作后采用紫外-可见分光光度计或高效液相色谱仪进行检测已经沿用了近 30 年,操作费时、信息量小、不能获得完整的溶出曲线,已经越来越不能满足生物医药的发展和药品质量监管的要求。为满足溶出度检查要求,对溶出度测定仪的设计已从单纯的溶出度测定仪转变为自动采样系统＋自动溶出系统＋自动检测系统联机操作,仪器自动化程度更高。并且溶出度仪的研制也已进入数字化自动控制与生理模拟时代,国外正在进行人工胃肠系统的计算机控制的溶出度系统,可较为逼真地模拟胃肠介质、蠕动。雅培、辉瑞制药已将该溶出度仪应用于固体制剂的体外溶出研究,并取得了长足进展。未来溶出度测定仪的研制方面将更加注重自动化与生理模拟方面的结合,通过体外溶出度试验较好地模拟体内溶出过程,从而提高体内外溶出度的相关性和体外溶出度试验的科学性。

思考题

1. 普通片剂和肠溶片在进行溶出度检查时,检查步骤和条件有什么不同?

2. 为什么在药物溶出后取样时,取样和滤过的总时间要控制在 30 秒以内?

【溶出度测定仪操作技能考核评分标准】

班级:　　　　　姓名:　　　　　学号:　　　　　得分:

项　目	分值	操作实施要点	得分及扣分依据
基本要求 (5分)	2	穿戴工作服	
	3	保持实训室秩序,严格遵循实训操作考核指令	
操作前准备 (10分)	4	检查仪器零部件完整性	
	4	检查实训物品是否齐全	
	2	填写实训考核登记表	
测定操作过程 (60分)	10	调整仪器桨叶高度和转速	
	10	加溶出介质、设定温度	
	10	加苯巴比妥片、设定时间	
	10	到时间后取样、滤过(30秒)	
	5	稀释溶液	
	10	紫外-可见分光光度法测定	
	5	记录原始数据	
数据处理 (10分)	6	实训数据处理分析	
	4	结果判断	
结束工作(5分)	5	整理仪器和台面,打扫仪器室,填写仪器使用记录	
时间控制(5分)	5	90分钟内完成操作	
交流提问(5分)	5		
总　分			

监考教师:　　　　　　　　考核时间:

（王启海）

第二部分
药品质量检测技能实训

实训十七　药品质量检测实训的基本知识

一、药品质量检测实训的目的

药品质量是指反映药品符合法定质量标准和预期效用的特征之总和,应具有有效性、安全性、稳定性、均一性。药品质量检测则是根据法定药品标准,通过一系列实验判断其是否有效、安全、稳定、均一。药品质量检测实训是学生在教师指导下,通过根据法定药品标准进行的实训,使学生加深对标准的理解,掌握各剂型具有代表性的检测项目,熟练使用检测仪器和实验器皿,正确处理数据和书写实训报告。

二、药品质量检测实训的内容

(一)药品质量标准概述

药品质量标准是指国家对药品的质量规格及检验方法所作的技术规定,是药品的生产、流通、使用及检验、监督管理部门共同遵循的法定依据,是根据药物来源、制药工艺等生产及贮存过程中的各个环节所制定的、用以检测药品质量是否达到用药要求并衡量其是否稳定均一的技术规定。药品质量检测实训也是围绕药品标准所描述的内容开展的。

法定的国家药品标准有:

1.《中国药典》　现版药典为 2010 年版,分一部、二部和三部及其增补本。其中一部收载中药材及中药饮片、植物油脂和提取物、成方制剂和单味制剂等;二部收载化学药品、抗生素、生化药品、放射性药品以及药用辅料等;三部收载生物制品;增补本则是对现行各部药典的修订与增补。

2. 局(部)颁标准　国家食品药品监督管理局药品标准,简称局颁标准,包括编纂成册出版发行以及单一品种的标准,由国家食品药品监督管理局颁布执行。

国家药品标准由凡例与正文及其引用的附录共同构成。凡例及附录收载在《中国药典》中。凡例是对《中国药典》正文、附录及质量检定有关的共性问题的统一规定,如计量单位、各种符号、专用术语等。正文根据品种和剂型的不同,按顺序分别列有:品名、结构式、分子式与分子量、来源或化学名称、含量或效价规定、处方、制法、性状、鉴别、检查、含量或效价测定、类别、规格、贮藏、制剂等。附录主要收载制剂通则、通用检测方法和指导原则、生物检定法、试药溶液配制等。

（二）药品质量标准的主要内容

药品质量标准的主要内容即为药品标准的正文。本教材要求学生完成三部分内容，即性状、鉴别、检查及含量测定。

1. 性状　性状项下记载药品的外观、味、溶解度以及物理常数等。溶解度是药品的一种物理性质。物理常数包括相对密度、馏程、熔点、比旋度等，测定结果不仅对药品具有鉴别意义，也反映药品的纯度，是评价药品质量的主要指标之一。

2. 鉴别　鉴别项下规定的试验方法，是为了判断药物的真伪。一般包括两种：化学法，如颜色反应、沉淀反应等；物理化学法，如紫外光谱、红外光谱、薄层色谱、液相色谱等。

3. 检查　检查项下包括反映药品的安全性与有效性的试验方法和限度均一性与纯度等制备工艺要求等内容。如反映安全性的有关物质检查、热原检查、无菌检查；反映有效性的溶出度、释放度；反映均一性的制剂含量均匀度等。

4. 含量测定　含量测定项下规定的试验方法，用于测定原料及制剂中有效成分的含量，一般可采用化学、仪器或生物测定方法。通常使用滴定、紫外分光光度计、高效液相色谱仪、气相色谱仪、微生物检定法、生物检定法等。

三、药品质量检测实训的基本要求

1. 实训前认真预习，领会实训原理，明确本次实训的目的和要求，了解实训步骤和注意事项。

2. 实训时要严格按照规范操作，仔细观察实训现象，认真记录有关数据。要善于思考，学会运用理论知识解释实验现象，研究实训中的问题和关键点。

3. 要认真书写实训报告，字迹清楚、整洁。书写错误不得涂改，须将错误处单线划去，在附近书写正确内容。

4. 进入实验室要穿工作服，按照教师要求佩戴口罩、手套，遵守实验室规则。

5. 爱护实验室的仪器及器皿，不准将试剂、设备、器皿私自带出实验室。按照教师指导在经过允许后，使用仪器及器皿，使用完毕要进行登记。实训中如有异常现象须立即报告老师。

6. 实训过程中应注意防火、防爆、防腐蚀、防污染，注意自身安全。强酸、强碱、有机试剂，切勿滴溅在皮肤和衣物上。挥发性试剂应在通风橱内操作。

7. 实训结束后，实验台面要整理干净，所有仪器器皿按规定放回原处，玻璃器皿要清洗干净，以玻璃内壁不挂水为宜，实验废液倒入指定的废液瓶，不得随意倒入下水道。

（程　正）

实训十八　片剂质量检测技能实训

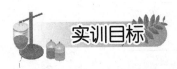

1. 了解片剂质量检查的项目和原理。
2. 掌握片剂的鉴别试验、剂型检查和含量测定技术。
3. 规范记录原始数据,并能对原始数据进行正确处理。

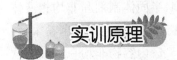

片剂是指药物与适宜的辅料混匀压制而成的圆片状或异型片状的固体制剂。片剂以口服普通片为主,另有含片、舌下片、口腔贴片、咀嚼片、分散片、可溶片、泡腾片、阴道片、阴道泡腾片、缓释片、控释片与肠溶片等。片剂的质量检测项目主要包括性状、鉴别试验、剂型检查和含量测定。

1. 性状　《中国药典》(2010 年版)附录ⅠA"制剂通则"片剂项目下片剂外观应完整光洁、色泽均匀,有适宜的硬度与耐磨性,以免包装、运输过程中发生磨损或破碎。此外,片剂还应符合药典正文品种项下的性状要求。

2. 鉴别试验　与原料药相比,片剂中加入了各种辅料,可能会对鉴别试验产生较大的影响。因此,药典中常采用过滤、提取、离心等方法以排除辅料的干扰,再参照原料药的鉴别方法,设计一组试验来鉴别。

3. 剂型检查　《中国药典》(2010 年版)附录ⅠA"制剂通则"片剂项下规定,除另有规定外,普通口服片剂应做"重量差异"和"崩解时限"检查。在制剂过程中,如药物主成分和辅料难以混合均匀,应用"含量均匀度"代替"重量差异"检查;当片剂的主成分在水中溶解度较小时,应用"溶出度"测定替代"崩解时限"检查。另外,泡腾片应做"发泡量"检查,口腔贴片、阴道片、阴道泡腾片和外用可溶片等局部用片剂应照《中国药典》(2010 年版)附录ⅪJ 做"微生物限度"检查。

（1）重量差异：重量差异是指片剂按规定方法称量时，每片的重量与平均片重的差异。片剂在生产过程中，由于颗粒流动性及均匀度较差、生产设备的性能较低等原因，可能使片剂的重量产生差异。若生产过程主药与辅料混合均匀，重量差异检查能较好地反映片剂剂量单位的均匀度。

检查法：取供试品 20 片，精密称定总重量，求得平均片重后，再分别称定每片的重量，每片重量与平均片重相比较（凡无含量测定的片剂，每片重量应与标示片重比较），按表 18-1 中的规定，超出重量差异限度的不得多于 2 片，并不得有 1 片超出限度 1 倍。

表 18-1　片剂重量差异规定

平均片重或标示片重	重量差异限度
0.30 g 以下	±7.5%
0.30 g 及 0.30 g 以上	±5%

糖衣片的片心应检查重量差异并符合规定，包糖衣后不再检查重量差异。薄膜衣片应在包薄膜衣后检查重量差异并符合规定。

凡规定检查含量均匀度的片剂，一般不再进行重量差异检查。

（2）含量均匀度：含量均匀度是指小剂量或单剂量的固体制剂、半固体制剂和非均相液体制剂的每片（个）含量符合标示量的程度。除另有规定外，片剂、硬胶囊剂或注射用无菌粉末，每片（个）标示量不大于 25 mg 或主药含量不大于每片（个）重量的 25%；内容物非均一溶液的软胶囊、单剂量包装的口服混悬液、透皮贴剂、吸入剂和栓剂，均应检查含量均匀度。复方制剂仅检查符合上述条件的组分。

检查法：除另有规定外，取供试品 10 片（个），照各品种项下规定的方法，分别测定每片（个）以标示量为 100 的相对含量 X，求其均值 $\overline{X}$ 和标准差 $S\left[S=\sqrt{\dfrac{\sum(X-\overline{X})^2}{n-1}}\right]$ 以及标示量与均值之差的绝对值 $A(A=|100-\overline{X}|)$。如 $A+1.80S\leqslant15.0$，则供试品的含量均匀度符合规定；若 $A+S>15.0$，则不符合规定；若 $A+1.80S>15.0$，且 $A+S<15.0$，则应另取 20 片（个）复试。根据初、复试结果，计算 30 片（个）的均值 $\overline{X}$、标注差 S 和标示量与均值之差的绝对值 A：如 $A+1.45S\leqslant15.0$，则供试品的含量均匀度符合规定；若 $A+1.45S>15.0$，则不符合规定。

含量均匀度的限度应符合各品种项下的规定。如该品种项下规定含量均匀度的限度为 ±20% 或其他数值时，应将上述各判断式中的 15.0 改为 20.0 或其他数值，但各判断式中的系数不变。

（3）崩解时限：崩解时限是指口服固体制剂应在规定时间内，于规定条件下全部崩解溶散或成碎粒，除不溶性包衣材料或破碎的胶囊壳外，全部通过筛网，如有少量不能通过筛网，应已软化或轻质上漂且无硬心。《中国药典》（2010 年版）规定，照崩解时限检查法（附录ⅩA）检查，应符合规定。

（4）溶出度：溶出度是指在规定条件下药物从片剂等制剂中溶出的速度和程度。口服片剂在胃肠道必须崩解、溶出后才能被机体吸收并发挥药理作用。溶出度与药物的药理作用之间的相关性比崩解时限更强。《中国药典》（2010 年版）规定，凡规定检查溶出度的制剂，不再检查崩解时限。

4. 含量测定　片剂的制剂过程常需加入崩解剂、润滑剂、黏合剂等药用辅料，会对主成分的含量测定造成干扰。因此，在进行含量测定前常需处理以排除干扰。

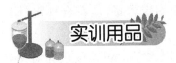

1. 实训仪器　水浴锅、硅胶 G 薄层板、紫外光灯、溶出度测定仪、高效液相色谱仪、磨口锥形瓶、漏斗、试管、分液漏斗、圆底烧瓶、烧杯等。

2. 药品与试剂　可待因桔梗片、冰醋酸、硫酸、氨水、三氯甲烷、亚硒酸、乙酸乙酯、无水乙醇、甲醇、磷酸二氢钾、正丁醇、乙腈（色谱纯）、纯化水（超纯水）等。

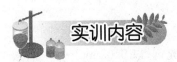

实例： 可待因桔梗片的质量分析（2010 年《中国药典》二部 90 页）。

本品每片含磷酸可待因 $\left(C_{18}H_{21}NO_3 \cdot H_3PO_4 \cdot 1\frac{1}{2}H_2O\right)$ 应为 10.8～13.2 mg；含桔梗皂苷应不少于 9 mg。

【处方】

桔梗流浸膏	50 g
磷酸可待因	12 g
辅料	适量
制成	1 000 片

【性状】　本品为浅棕色片或薄膜衣片，除去包衣后显浅棕色。

【鉴别】　取本品的细粉约 1 g，加水 10 ml 溶解，滤过，滤液做下列（1）、（2）试验。

（1）取滤液 1 ml 加水至 10 ml，振摇时产生持续性微细泡沫。

（2）取滤液 5 滴于 2 ml 冰醋酸中，缓缓加入硫酸 0.5 ml，界面处呈红色至红褐色。

（3）取本品的细粉约 0.5 g，加水 5 ml，摇匀，加氨水 1 ml，用三氯甲烷 10 ml 振摇提取 1 次，三氯甲烷层加水 2 ml 洗涤 1 次，水浴蒸干三氯甲烷，残渣加含亚硒酸 2.5 mg 的硫酸 0.5 ml，应立即显绿色，渐变为蓝色。

（4）取本品的细粉约 1 g，加水 10 ml 使溶解，滤过，滤液置分液漏斗中，用乙酸乙酯提取

2次,每次20 ml,合并乙酸乙酯液,蒸干残渣加无水乙醇2 ml使溶解,作为供试品溶液。另取桔梗对照药材2 g,加乙醇10 ml,浸渍24小时,滤过,滤液同法制成对照药材溶液。照薄层色谱法(附录ⅤB)试验,吸取上述两种溶液各2 μl,分别点于同一硅胶G薄层板上,以乙酸乙酯-甲醇-水(14∶3∶3)为展开剂,展开,晾干,置紫外光灯(365 nm)下检视。供试品溶液色谱图中在与对照药材溶液色谱图相应的位置上,显相同颜色的荧光斑点。

【检查】《中国药典》(2010年版)规定,可待因桔梗片需做含量均匀度、溶出度检查。

(1) 含量均匀度检查:取本品10片,照含量测定项下的方法测定含量,应符合规定(附录ⅩE)。

(2) 溶出度检查:取本品,照溶出度测定法(附录ⅩC第二法),以水500 ml为溶出介质,转速为每分钟100转,依法操作,经30分钟时,取溶液5 ml,滤膜滤过,取续滤液作为供试品溶液。精密量取磷酸可待因含量测定项下的对照品溶液,用水稀释制成1 ml中约含磷酸可待因0.03 mg的溶液,作为对照品溶液;分别精密量取供试品溶液与对照品溶液各10 μl,照磷酸可待因含量测定项下的方法测定,计算每片的溶出量。限度为标示量的80%,应符合规定。

(3) 其他:应符合片剂项下有关的各项规定(附录ⅠA)。

【含量测定】 磷酸可待因 照高效液相色谱法(附录ⅤD)测定。

色谱条件与系统适用性试验 用十八烷基硅烷键合硅胶为填充剂;以0.05 mol·L⁻¹磷酸二氢钾(用磷酸调节pH为3.0)-乙腈(3.5∶1)为流动相,检测波长为220 nm,理论板数按磷酸可待因峰计算不低于1 000。

测定法:取本品20片,精密称定,研细,精密称取适量(约相当于磷酸可待因12 mg),置50 ml量瓶中,加水2.5 ml,超声使崩解,加甲醇适量,超声处理10分钟使磷酸可待因溶解,放冷,用甲醇稀释至刻度,摇匀,滤膜滤过,精密量取续滤液2 ml,置10 ml量瓶中,用流动相稀释至刻度,摇匀,精密量取10 μl,注入液相色谱仪,记录色谱图。另取磷酸可待因对照品,精密称定,加流动相溶解并定量稀释制成1 ml中约含48 μg的溶液,同法测定。按外标法以峰面积计算,并将结果乘以1.068,即得。

桔梗皂苷:取本品20片,精密称定,研细;精密称取约10片量,置磨口锥形瓶中,精密加水20 ml,密塞,超声处理15分钟。滤过,取续滤液4.0 ml,置分液漏斗中,加氨水1滴,摇匀,用三氯甲烷提取2次,每次15 ml,弃去三氯甲烷液,水层用水饱和的正丁醇提取5次,每次15 ml,合并正丁醇液,放置20分钟,经垫有脱脂棉的玻璃漏斗滤至已恒重的磨口锥形瓶中,置水浴90 ℃减压蒸干后,在100 ℃减压干燥2小时,称重,计算桔梗皂苷的含量。本品每片含桔梗皂苷应不少于9 mg。

思考题

1. 试分析片剂中常用辅料对含量测定方法选择的影响。

2. 简述片剂的质量分析与原料药分析的异同点。

【片剂质量分析操作技能考核评分标准】

班级： 姓名： 学号： 得分：

项 目	分值	操作实施要点	得分及扣分依据
基本要求 （5分）	2	工作服干净整洁	
	3	严肃认真,保持实训室秩序,服从实训操作指令	
操作前准备 （10分）	4	认真解读可待因桔梗片质量标准	
	4	检查实训所需用品是否齐全	
	2	在仪器使用登记本上登记仪器的状态信息	
测定操作过程 （60分）	4	性状	
	6	鉴别	
	12	含量均匀度检查	
	11	溶出度检查	
	11	含量测定	
	8	原始数据记录	
	8	数据处理和结果判断	
后期工作 （15分）	8	整理仪器和实训室、填写实训记录	
	7	书写实训报告	
时间控制（5分）	5	6小时内完成操作	
交流提问（5分）	5		
总 分			

监考教师： 考核时间：

（王启海）

实训十九　注射液质量检测技能实训

实训目标

1. 了解注射剂质量检查的项目与原理。
2. 掌握注射剂的鉴别试验、剂型及安全性检查和含量测定技术。
3. 规范记录原始数据,并能对原始数据进行正确处理。

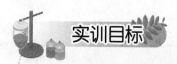**实训原理**

注射剂是指药物与适宜的溶剂或分散介质制成的供注入体内的溶液、乳状液或混悬液及供临床前配制或稀释成溶液或混悬液的粉末或浓溶液的无菌制剂。

注射液可分为注射液、注射用无菌粉末与注射用浓溶液。

注射剂的质量分析包括性状、鉴别试验、剂型和安全性检查及含量测定。

除另有规定外,注射剂应进行以下相应剂型检查(2010年版《中国药典》附录ⅠB)。

1. 装量　注射液、注射用浓溶液照下述方法检查,应符合规定。

检查法:标示装量为不大于2 ml者取供试品5支,2 ml以上至50 ml者取供试品3支;开启时注意避免损失,将内容物分别用相应体积的干燥注射器及注射针头抽尽,然后注入经标化的量入式量筒内(量筒的大小应使待测体积至少占其额定体积的40%),在室温下检视。测定油溶液或混悬液的装量时,应先加温摇匀,再用干燥注射器及注射针头抽尽后,同前法操作,放冷,检视,每支的装量均不得少于其标示量。

标示量为50 ml以上的注射液及注射用浓溶液照最低装量检查法(附录ⅫF)检查,应符合规定。

2. 装量差异　除另有规定外,注射用无菌粉末照下述方法检查,应符合规定。

检查法:取供试品5瓶(支),除去标签、铝盖,容器外壁用乙醇擦净,干燥,开启时注意避免玻璃屑等异物落入容器中,分别迅速精密称定,倒出内容物,容器用水或乙醇洗净,在适宜条件下干燥后,再分别精密称定每一容器的重量,算出每瓶(支)的装量与平均装量。每瓶(支)的装量与平均装量相比较,应符合标准规定,如有 1 瓶(支)不符合规定,应另取 10 瓶(支)复试,应符合规定(表 19‐1)。

表 19‐1　注射用无菌粉末装量差异规定

平均装量	装量差异限度
0.05 g 及 0.05 g 以下	±15%
0.05 g 以上至 0.15 g	±10%
0.15 g 以上至 0.50 g	±7%
0.50 g 以上	±5%

凡规定检查含量均匀度的注射用无菌粉末,一般不再进行装量差异检查。

3. 渗透压摩尔浓度　除另有规定外,静脉输液及椎管注射用注射液按各品种项下的规定,照渗透压摩尔浓度测定法(附录ⅨG)检查,应符合规定。

4. 不溶性微粒　除另有规定外,溶液型静脉用注射液、注射用无菌粉末及注射用浓溶液照不溶性微粒检查法(附录ⅨC)检查,均应符合规定。

5. 无菌　照无菌检查法(附录ⅪH)检查,应符合规定。

6. 细菌内毒素或热原　除另有规定外,静脉用注射剂按各品种项下的规定,照细菌内毒素检查法(附录ⅪE),或热原检查法(附录ⅪD)检查,应符合规定。

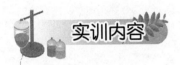

实训用品

1. 实训仪器　红外分光光度计、pH 计、硅胶 G 薄层板、烘箱、细菌培养室、酸式滴定管、锥形瓶、试管、烧杯等。

2. 药品与试剂　注射用异烟肼无菌粉末、氨制硝酸银、重铬酸钾、硫酸铜、丙酮、硫酸肼对照品、异丙醇、乙醇、对二甲氨基苯甲醛、琼脂、溴酸钾、甲基橙、纯化水等。

实训内容

实例:注射用异烟肼的质量分析(2010 年《中国药典》二部 295、296 页)

本品为异烟肼的无菌粉末。按平均装量计算,含异烟肼($C_6H_7N_3O$)应为标示量的 95.0%～105.0%。

【性状】　本品为无色结晶、白色或类白色的结晶性粉末。

【鉴别】

(1) 取本品约 10 mg,置试管中,加水 2 ml 溶解后,加氨制硝酸银试液 1 ml,即发生气泡与黑色浑浊,并在试管壁上生成银镜。

(2) 本品的红外光吸收图谱应与对照的图谱(光谱集 166 图)一致。

【检查】

(1) 溶液的颜色:取本品 5 瓶,加水 10 ml 使溶解,与同体积的对照溶液(取比色用重铬酸钾液 3.0 ml 与比色用硫酸铜液 0.10 ml,加水稀释至 250 ml)比较,不得更深。

(2) 酸碱度:取本品 0.50 g,加水 10 ml 溶解后,依法测定(附录ⅥH),pH 应为 6.0~8.0。

(3) 游离肼:取本品,加丙酮-水(1:1)溶解并稀释制成每毫升中约含 100 mg 的溶液,作为供试品溶液;另取硫酸肼对照品,加丙酮-水(1:1)溶解并稀释制成每毫升中约含 0.08 mg(相当于游离肼 20 μg)的溶液,作为对照品溶液;取异烟肼与硫酸肼各适量,加丙酮-水(1:1)溶解并稀释制成每毫升中分别含异烟肼 100 mg 及硫酸肼 0.08 mg 的混合溶液,作为系统适用性试验溶液。照薄层色谱法(附录ⅤB)试验,吸取上述三种溶液各 5 μl,分别点于同一硅胶 G 薄层板上,以异丙醇-丙酮(3:2)为展开剂,展开,晾干,喷以乙醇制对二甲氨基苯甲醛试液,15 分钟后检视。系统适用性试验溶液所显游离肼与异烟肼的斑点应完全分离,游离肼的 R_f 值约为 0.75,异烟肼的 R_f 值约为 0.56。在供试品溶液主斑点前方与对照品溶液主斑点相应的位置上,不得显黄色斑点。

(4) 干燥失重:取本品,在 105 ℃ 干燥至恒重,减失重量不得超过 1.0%(附录ⅧL)。

(5) 无菌:取本品,分别加灭菌水制成每毫升中约含 20 mg 的溶液,依法检查(附录ⅫH),应符合规定。

(6) 其他:应符合注射剂项下的各项规定(附录ⅠB)。

【含量测定】 取装量差异项下的内容物,混合均匀,精密称取约 0.2 g,置 100 ml 量瓶中,加水使溶解并稀释至刻度,摇匀;精密量取 25 ml,加水 50 ml、盐酸 20 ml 与甲基橙指示液 1 滴,用溴酸钾滴定液(0.016 67 mol/L)缓缓滴定(温度保持在 18~25 ℃)至粉红色消失。每毫升溴酸钾滴定液(0.016 67 mol/L)相当于 3.429 mg 的 $C_6H_7N_3O$。

 思考题

1. 注射用异烟肼为什么需要做酸碱度检查?

2. 不溶性微粒检查操作应注意哪些问题？

【注射剂质量分析操作技能考核评分标准】

班级：　　　　　　姓名：　　　　　　学号：　　　　　　得分：

项　　目	分值	操作实施要点	得分及扣分依据
基本要求 （5分）	2	保持实训室秩序，工作服干净整洁	
	3	严肃认真，保持实训室秩序，服从实训操作指令	
操作前准备 （10分）	4	能解读注射用异烟肼质量标准	
	4	检查实训所需用品是否齐全	
	2	在仪器使用登记本上登记仪器的状态信息	
测定操作过程 （60分）	4	性状	
	5	鉴别	
	12	检查	
	14	剂型检查	
	10	含量测定	
	7	原始数据记录	
	8	数据处理和结果判断	
后期工作 （15分）	8	整理仪器和实训室、填写实训记录	
	7	书写实训报告	
时间控制（5分）	5	6小时内完成操作	
交流提问（5分）	5		
总　　分			

监考教师：　　　　　　　　　　考核时间：

（王启海）

实训二十 胶囊剂质量检测技能实训

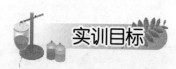

1. 了解胶囊剂质量检查的项目与原理。
2. 掌握胶囊剂的鉴别试验、剂型检查和含量测定技术。
3. 规范记录原始数据,并能对原始数据进行正确处理。

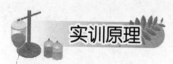

胶囊剂是指药物或加有辅料充填于空心胶囊或密封于软质囊材中的固体制剂。

胶囊剂分为硬胶囊、软胶囊(胶丸)、缓释胶囊、控释胶囊和肠溶胶囊,主要供口服用。

硬胶囊(通称为胶囊) 指采用适宜的制剂技术,将药物或加适宜辅料制成粉末、颗粒、小片、小丸、半固体或液体等,充填于空心胶囊中的胶囊剂。

软胶囊 指将一定量的液体药物直接包封,或将固体药物溶解或分散在适宜的赋形剂中制备成溶液、混悬液、乳状液或半固体,密封于球形或椭圆形的软质囊材中的胶囊剂。

缓释胶囊 指在规定的释放介质中缓慢地非恒速释放药物的胶囊剂。缓释胶囊应符合缓释制剂的有关要求并进行释放度检查。

控释胶囊 指在规定的释放介质中缓慢地恒速释放药物的胶囊剂。控释胶囊应符合控释制剂的有关要求并应进行释放度检查。

肠溶胶囊 指硬胶囊或软胶囊是用适宜的肠溶材料制备而得,或用经肠溶材料包衣的颗粒或小丸充填胶囊而制成的胶囊剂。肠溶胶囊不溶于胃液,但能在肠液中崩解而释放活性成分。除另有规定外,照释放度检查法(附录 X D)检查,应符合规定。

除另有规定外,胶囊剂应进行以下相应检查。

1. **装量差异** 照下述方法检查,应符合规定。

检查法　除另有规定外,取供试品 20 粒,分别精密称定重量后,倒出内容物(不得损失囊壳),硬胶囊用小刷或其他适宜用具拭净,软胶囊用乙醚等易挥发性溶剂洗净,置通风处,使溶剂自然发挥尽,再分别精密称定囊壳重量,求出每粒内容物的装量与平均装量。每粒的装量与平均装量相比较,超出装量差异限度的不得多于 2 粒,并不得有 1 粒超出限度的 1 倍(表 20-1)。

表 20-1　胶囊剂装量差异规定

平均装量	装量差异限度
0.30 g 以下	±10%
0.30 g 及 0.30 g 以上	±7.5%

凡规定检查含量均匀度的胶囊剂,一般不再进行装量差异的检查。

2. **崩解时限**　除另有规定外,照崩解时限检查法(附录ⅫA)检查,均应符合规定。凡规定检查溶出度或释放度的胶囊剂,可不进行崩解时限的检查。

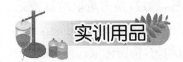

实训用品

1. **实训仪器**　高效液相色谱仪、溶出度测定仪、紫外-可见分光光度计、硅胶 G 薄层板、烘箱、容量瓶、烧杯、玻璃棒等。

2. **试剂**　头孢拉定胶囊、正十四烷、正己烷、枸橼酸、磷酸氢二钠、丙酮、水合茚三酮、头孢氨苄对照品、甲醇(色谱纯)、醋酸、醋酸钠、头孢拉定对照品、7-氨基去乙酰氧基头孢烷酸对照品、盐酸、纯化水(超纯水)等。

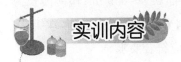

实训内容

实例:头孢拉定胶囊的质量分析(2010 年《中国药典》二部 196～197 页)。

本品含头孢拉定($C_{16}H_{19}N_3O_4S$)应为标示量的 90.0%～110.0%。

【性状】　本品内容物为白色至淡黄色粉末或颗粒。

【鉴别】　取本品的内容物,照头孢拉定项下的鉴别(1) 或(2) 项试验,显相同结果。

(1) 取本品与头孢拉定对照品适量,分别加水溶解并稀释制成每毫升中约含 6 mg 的溶液,作为供试品溶液与对照品溶液。照薄层色谱法(附录ⅤB)试验,吸取上述两种溶液各 5 μl,分别点于同一硅胶 G 薄层板[经 105 ℃活化后,置 5%(ml/ml)正十四烷的正己烷溶液中,展开至薄层板的顶部,晾干]上,以 0.1 mol/L 枸橼酸溶液－0.2 mol/L 磷酸氢二钠溶液-丙酮(60：40：1.5)为展开剂,展开,取出,于 105 ℃加热 5 分钟,立即喷以用展开剂制成的 0.1 mol/L 茚三酮溶液,在 105 ℃加热 15 分钟后,检视。供试品溶液所显主斑点的位置和颜色应与对照品溶液所

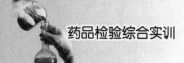

显主斑点的位置和颜色相同。

（2）在含量测定项下记录的色谱图中,供试品溶液主峰的保留时间应与对照品溶液主峰的保留时间一致。

【检查】 头孢氨苄　精密称取本品内容物适量,照含量测定项下的方法制备供试品溶液,照头孢拉定项下的方法测定,含头孢氨苄不得超过头孢拉定和头孢氨苄总量的 6.0%。

有关物质　取装量差异项下的内容物,混合均匀,精密称取适量,加流动相溶解并定量稀释制成每毫升中含头孢拉定 1 mg 的溶液,作为供试品溶液。照头孢拉定项下的方法测定,检测波长为 254 nm。供试品溶液色谱图中如含有杂质峰,除头孢氨苄外,7-氨基去乙酰氧基头孢烷酸按外标法以峰面积计算,不得超过 1.0%;其他单个杂质峰面积不得大于对照溶液主峰面积的 5 倍(2.5%),其他各杂质峰面积的和不得大于对照溶液主峰面积的 6 倍(3.0%)。

水分　取本品,照水分测定法(附录ⅧM 第一法 A)测定,含水分不超过 7.0%。

溶出度　取本品,照溶出度测定法(附录ⅩC 第一法),以 0.1 mol·L⁻¹盐酸溶液 900 ml 为溶出介质,转速为每分钟 100 转,依法操作,45 分钟时,取溶液适量,滤过,精密量取续滤液适量,用溶出介质定量稀释制成每毫升中约含 25 μg 的溶液,照紫外-可见分光光度法(附录ⅣA),在 255 nm 的波长处测定吸光度;另取装量差异项下的内容物,混合均匀,精密称取适量(相当于平均装量),按标示量加溶出介质溶解并定量稀释制成每毫升中含 25 μg 的溶液,滤过,取续滤液,同法测定,计算每粒的溶出量。限度为 80%,应符合规定。

其他　应符合胶囊剂项下有关的各项规定(附录ⅠE)。

【含量测定】 照高效液相色谱法(附录ⅤD)测定。

色谱条件与系统适用性试验　用十八烷基硅烷键合硅胶为填充剂;水-甲醇-3.86%醋酸钠溶液-4%醋酸溶液(1 564∶400∶30∶6)为流动相,流速为每分钟 0.7~0.9 ml;检测波长为 254 nm。取头孢拉定对照溶液 10 份和头孢氨苄对照品贮备液(0.4 mg/ml)1 份,混匀,取 10 μl 注入液相色谱仪,记录色谱图,头孢拉定峰和头孢氨苄峰的分离度应符合要求。

测定法　取装量差异项下的内容物,混合均匀,精密称取细粉适量(约相当于头孢拉定 70 mg),置 100 ml 量瓶中,加流动相 70 ml 超声处理 15 分钟,再振摇 10 分钟,使头孢拉定溶解,再用流动相稀释至刻度,摇匀,滤过,精密取续滤液 10 μl 注入液相色谱仪,记录色谱图;另取头孢拉定对照品溶液,同法测定。按外标法以峰面积计算,即得。

思考题

1. 头孢拉定胶囊中为什么要检查头孢氨苄?

2. 有关物质检查利用的是高效液相色谱法中的哪一种方法？

【胶囊剂质量分析操作技能考核评分标准】

班级：　　　　　　姓名：　　　　　　学号：　　　　　　得分：

项　目	分值	操作实施要点	得分及扣分依据
基本要求 （5分）	2	工作服干净整洁	
	3	严肃认真,保持实训室秩序,服从实训操作指令	
操作前准备 （10分）	4	能解读头孢拉定胶囊质量标准	
	4	检查实训所需用品是否齐全	
	2	在仪器使用登记本上登记仪器的状态信息	
测定操作过程 （60分）	2	性状	
	8	鉴别	
	13	检查(头孢氨苄、水分、有关物质)	
	10	剂型检查	
	14	含量测定	
	8	原始数据记录	
	5	数据处理和结果判断	
后期工作 （15分）	8	整理仪器和实训室,填写实训记录	
	7	书写实训报告	
时间控制（5分）	5	6小时内完成操作	
交流提问（5分）	5		
总　分			

监考教师：　　　　　　　　　　考核时间：

（王启海）

实训二十一　栓剂质量检测技能实训

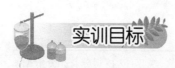

1. 了解栓剂质量检查的项目与原理。
2. 掌握栓剂的鉴别试验、剂型检查和含量测定技术。
3. 规范记录原始数据,并能对原始数据进行正确处理。

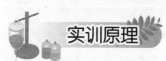

栓剂是指药物与适宜基质制成供腔道给药的固体制剂。

栓剂因施用腔道的不同分为直肠栓、阴道栓和尿道栓。直肠栓为鱼雷形、圆锥形或圆柱形等;阴道栓为鸭嘴形、球形或卵形等;尿道栓一般为棒状。

栓剂分为普通栓和持续释药的缓释栓。

除另有规定外,栓剂应进行以下相应检查。

1. **重量差异**　照下述方法检查,应符合规定。

检查法　取供试品 10 粒,精密称定总重量,求得平均粒重后,再分别精密称定各粒的重量。每粒重量与平均粒重相比较,按表中的规定,超出重量差异限度的不得多于 1 粒,并不得超出限度的 1 倍(表 21-1)。

表 21-1　栓剂重量差异规定

平均粒重	重量差异限度
1.0 g 及 1.0 g 以下	±10%
1.0 g 以上至 3.0 g	±7.5%
3.0 g 以上	±5%

凡规定检查含量均匀度的栓剂,一般不再进行重量差异的检查。

2. **融变时限**　除另有规定外,照融变时限检查法(附录 X B)检查,应符合规定。

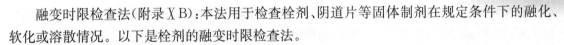

融变时限检查法(附录ⅩB):本法用于检查栓剂、阴道片等固体制剂在规定条件下的融化、软化或溶散情况。以下是栓剂的融变时限检查法。

仪器装置 由透明的套筒和金属架组成。

(1) 透明套筒:为玻璃或适宜的塑料材料制成,高为 60 mm,内径为 52 mm,及适当的壁厚。

(2) 金属架:由两片不锈钢的金属圆板及 3 个金属挂钩焊接而成。每个圆板直径为50 mm,具 39 个孔径为 4 mm 的圆孔;两板相距 30 mm,通过 3 个等距的挂钩焊接在一起。

检查法 取供试品 3 粒,在室温放置 1 小时后,分别放在 3 个金属架的下层圆板上,装入各自的套筒内,并用挂钩固定。除另有规定外,将上述装置分别垂直浸入盛有不少于 4 L 的 37.0±0.5 ℃水的容器中,其上端位置应在水面下 90 mm 处。容器中装一转动器,每隔 10 分钟在溶液中翻转该装置一下。

结果判定 除另有规定外,脂肪性基质的栓剂 3 粒均应在 30 分钟内全部融化、软化或触压时无硬心;水溶性基质的栓剂 3 粒均应在 60 分钟内全部溶解。如有 1 粒不符合规定,应另取 3 粒复试,均应符合规定。

3. 微生物限度 照微生物限度检查法(附录ⅩⅢJ)检查,应符合规定。

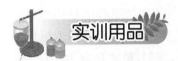

实训用品

1. 实训仪器 高效液相色谱仪、水浴锅、试管、容量瓶、烧杯等。

2. 药品与试剂 阿司匹林栓、无水乙醇、三氯化铁、水杨酸对照品、甲醇、冰醋酸、乙腈、四氢呋喃、阿司匹林对照品、纯化水(超纯水)等。

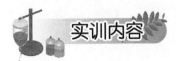

实训内容

实例:阿司匹林栓的质量分析(2010 年《中国药典》二部 387~388 页)。

本品含阿司匹林($C_9H_8O_4$)应为标示量的 90.0%~110.0%。

【性状】 本品为乳白色或微黄色栓。

【鉴别】 取本品适量(约相当于阿司匹林 0.6 g),加乙醇 20 ml,微温使阿司匹林溶解,置冰浴中冷却 5 分钟,并不断搅拌,滤过,滤液置水浴上蒸干,残渣照阿司匹林项下的鉴别(1)、(2)项试验,显相同的结果。

(1) 取本品的细粉适量(约相当于阿司匹林 0.1 g),加水 10 ml,煮沸,放冷,加三氯化铁试液 1 滴,即显紫堇色。

(2) 在含量测定项下记录的色谱图中,供试品溶液主峰的保留时间应与对照品溶液主峰的保留时间一致。

【检查】 游离水杨酸 精密量取含量测定项下的供试品贮备液 5 ml,置 10 ml 量瓶中,用 1%冰醋酸的甲醇溶液稀释至刻度,摇匀,作为供试品溶液(临用新制);取水杨酸对照品约

15 mg,精密称定,置 50 ml 量瓶中,用 1%冰醋酸的甲醇溶液溶解并稀释至刻度,摇匀,精密量取 1 ml,置 10 ml 量瓶中,用 1%冰醋酸的甲醇溶液溶解并稀释至刻度,摇匀,作为对照品溶液;照高效液相色谱法(附录ⅤD)试验。用十八烷基硅烷键合硅胶为填充剂;以乙腈-四氢呋喃-冰醋酸-水(20∶5∶5∶70)为流动相;检测波长为 303 nm。理论塔板数按水杨酸峰计算不低于 5 000,阿司匹林与水杨酸峰的分离度应符合要求。立即精密量取供试品溶液、对照品溶液各 10 μl,分别注入液相色谱仪,记录色谱图。供试品溶液色谱图中如有与水杨酸峰保留时间一致的色谱峰,按外标法以峰面积计算,不得超过标示量的 3.0%。

其他 应符合栓剂项下有关的各项规定(附录ⅠD)。

【含量测定】 照高效液相色谱法(附录ⅤD)测定。

色谱条件与系统适用性试验 用十八烷基硅烷键合硅胶为填充剂,以乙腈-四氢呋喃-冰醋酸-水(20∶5∶5∶70)为流动相;检测波长为 276 nm。理论塔板数按阿司匹林峰计算不低于 3 000,阿司匹林峰与水杨酸峰的分离度应符合要求。

测定法 取本品 5 粒,精密称定,置小烧杯中,在 40~50 ℃水浴上微温熔融,在不断搅拌下冷却至室温,精密称取适量(约相当于阿司匹林 0.1 g),置 50 ml 量瓶中,加 1%冰醋酸的甲醇溶液适量,在 40~50 ℃水浴中充分振摇使阿司匹林溶解,放冷,用 1%冰醋酸甲醇溶液稀释至刻度,摇匀,置冰浴中冷却 1 小时,取出,迅速滤过,取续滤液作为供试品贮备液。精密量取供试品贮备液 5 ml,置 100 ml 量瓶中,用 1%冰醋酸甲醇溶液稀释至刻度,摇匀,精密量取 10 μl,注入液相色谱仪,记录色谱图;另取阿司匹林对照品,精密称定,加 1%冰醋酸甲醇溶液溶解并定量稀释制成每毫升中约含 0.1 mg 的溶液,同法测定,按外标法以峰面积计算,即得。

1. 阿司匹林栓中为什么还要检查游离水杨酸?

2. 栓剂融变时限检查的意义是什么?

【栓剂质量分析操作技能考核评分标准】

班级:　　　　　　姓名:　　　　　　学号:　　　　　　得分:

项　目	分值	操作实施要点	得分及扣分依据
基本要求 (5分)	2	工作服干净整洁	
	3	严肃认真,保持实训室秩序,服从实训操作指令	
操作前准备 (10分)	4	能解读阿司匹林栓质量标准	
	4	检查实训所需用品是否齐全	
	2	在仪器使用登记本上登记仪器的状态信息	
测定操作过程 (60分)	2	性状	
	8	鉴别	
	10	游离水杨酸检查	
	18	剂型检查	
	9	含量测定	
	8	原始数据记录	
	5	数据处理和结果判断	
后期工作 (15分)	8	整理仪器和实训室,填写实训记录	
	7	书写实训报告	
时间控制(5分)	5	6小时内完成操作	
交流提问(5分)	5		
总　分			

监考教师:　　　　　　　　考核时间:

(王启海)

实训二十二　颗粒剂质量检测技能实训

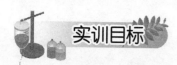

1. 了解颗粒剂的种类及质量检查的主要项目与原理。
2. 掌握颗粒剂的鉴别试验、剂型检查和含量测定技术。
3. 规范记录原始数据,并能对原始数据进行正确处理。

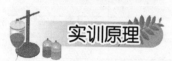

　　颗粒剂是指药物与适宜的辅料制成具有一定粒度的干燥颗粒状制剂。颗粒剂可分为可溶颗粒(通称为颗粒)、混悬颗粒、泡腾颗粒、肠溶颗粒、缓释颗粒和控释颗粒等。供口服用。

　　混悬颗粒　指难溶性固体药物与适宜辅料制成一定粒度的干燥颗粒剂。临用前加水或其他适宜的液体振摇即可分散成混悬液供口服。

　　除另有规定外,混悬颗粒应进行溶出度检查。

　　泡腾颗粒　指含有碳酸氢钠和有机酸,遇水后放出大量气体而呈泡腾状的颗粒剂。泡腾颗粒中的药物应是可溶性的,加水产生气泡后应能溶解。有机酸一般用枸橼酸、酒石酸等。

　　肠溶颗粒　指采用肠溶材料包裹颗粒或其他适宜方法制成的颗粒剂。肠溶颗粒应进行释放度检查。

　　缓释颗粒　指在规定的释放介质中缓慢非恒速释放药物的颗粒剂。缓释颗粒应符合缓释制剂的有关要求并应进行释放度检查。

　　控释颗粒　指在规定的释放介质中缓慢恒速释放药物的颗粒剂。控释颗粒应符合控释制剂的有关要求并应进行释放度检查。

　　除另有规定外,颗粒剂应进行以下相应检查。

　　1. **粒度**　除另有规定外,照粒度和粒度分布测定法(附录Ⅸ E 第二法 双筛分法)检查,不能通过一号筛与能通过五号筛的总和不得超过供试量的 15%。

2. 干燥失重　除另有规定外,照干燥失重测定法(附录ⅧL)测定,于 105 ℃ 干燥至恒重,含糖颗粒应在 80 ℃ 减压干燥,减失重量不得超过 2.0%。

3. 溶化性　除另有规定外,可溶颗粒和泡腾颗粒照下述方法检查,溶化性应符合规定。

可溶性颗粒检查法:取供试品 10 g,加热水 200 ml,搅拌 5 分钟,可溶颗粒应全部溶化或轻微浑浊,但不得有异物。

泡腾颗粒检查法:取单剂量包装的泡腾颗粒 3 袋,分别置盛有 200 ml 水的烧杯中,水温为 15～25 ℃,应迅速产生气体而成泡腾状,5 分钟内颗粒均应完全分散或溶解在水中。

混悬颗粒或已规定检查溶出度或释放度的颗粒,可不进行溶化性检查。

4. 装量差异　单剂量包装的颗粒剂按下述方法检查,应符合规定。

检查法　取供试品 10 袋(瓶),除去包装,分别精密称定每袋(瓶)内容物的重量,求出每袋(瓶)内容物的装量与平均装量。每袋(瓶)内容物装量与平均装量相比较[凡无含量测定的颗粒剂,每袋(瓶)的装量应与标示量比较],超出装量差异限度的颗粒剂不得多于 2 袋(瓶),并不得有 1 袋(瓶)超出装量差异限度的 1 倍(表 22-1)。

表 22-1　颗粒剂装量差异规定

平均装量或标示装量	装量差异限度
1.0 g 及 1.0 g 以下	±10%
1.0 g 以下至 1.5 g	±8%
1.5 g 以下至 6.0 g	±7%
6.0 g 以上	±5%

凡规定检查含量均匀度的颗粒剂,一般不再进行装量差异的检查。

5. 装量　多剂量包装的颗粒剂,照最低装量检查法(附录ⅩF)检查,应符合规定。

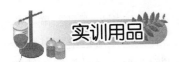
实训用品

1. 实训仪器　高效液相色谱仪、紫外-可见分光光度计、溶出度测定仪、水浴锅、烧杯、试管等。

2. 药品与试剂　对乙酰氨基酚颗粒、无水乙醇、三氯化铁、盐酸、亚硝酸钠、β-萘酚、对氨基酚对照品、对乙酰氨基酚对照品、氢氧化钠、纯化水等。

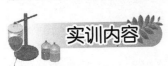
实训内容

实例:对乙酰氨基酚颗粒的质量分析(2010 年《中国药典》二部 237～238 页)。

本品含对乙酰氨基酚($C_8H_9NO_2$)应为标示量的 95.0%～105.0%。

【**性状**】 本品为白色或类白色颗粒,味甜。

【**鉴别**】 取本品适量(约相当于对乙酰氨基酚 0.5 g),用乙醇 20 ml,分次研磨使对乙酰氨基酚溶解,滤过,合并滤液,蒸干,残渣照对乙酰氨基酚项下的鉴别(1)、(2)项试验,显相同反应。

(1) 本品的水溶液加三氯化铁试液,即显蓝紫色。

(2) 取本品约 0.1 g,加稀盐酸 5 ml,置水浴中加热 40 分钟,放冷;取 0.5 ml,滴加亚硝酸钠试液 5 滴,摇匀,用水 3 ml 稀释后,加碱性 β-萘酚试液 2 ml,振摇,即显红色。

【**检查**】对氨基酚 临用新制。取装量差异项下的内容物,均匀混合,精密称取适量(约相当于对乙酰氨基酚 100 mg),置 10 ml 量瓶中,加流动相适量,振摇使对乙酰氨基酚溶解,加流动相稀释至刻度,摇匀,滤过,取续滤液作为供试品溶液;另精密称取对氨基酚对照品和对乙酰氨基酚对照品适量,用流动相溶解并稀释制成每毫升中各含 10 μg 的混合溶液,作为对照品溶液。照高效液相色谱法(附录 Ⅴ D)试验。用十八烷基硅烷键合硅胶为填充剂;以 0.05 mol·L^{-1} 醋酸铵溶液-甲醇(85:15)为流动相;检测波长为 257 nm。理论塔板数按对乙酰氨基酚峰计算不低于 5000,对乙酰氨基酚峰与对氨基酚峰的分离度应符合要求。精密量取对照品溶液 10 μl,注入液相色谱仪,调节检测灵敏度,使对氨基酚色谱峰的峰高约为满量程的 10%。再精密量取供试品溶液与对照品溶液各 10 μl,分别注入液相色谱仪,记录色谱图。供试品溶液的色谱图中如有与对照品溶液中对氨基酚保留时间一致的色谱峰,按外标法以峰面积计算,含对氨基酚不得超过标示量的 0.1%。

【**溶出度**】 取本品,照溶出度测定法,以稀盐酸 24 ml 加水至 1 000 ml 为溶出介质,转速为每分钟 50 转,依法操作,经 30 分钟时,取溶液 10 ml,滤过,精密量取续滤液适量,用 0.04 mol·L^{-1} 氢氧化钠溶液稀释制成每毫升中含对乙酰氨基酚约 8 μg 的溶液,照紫外-可见分光光度法(附录 Ⅳ A),在 257 nm 的波长处测定吸光度,按 $C_8H_9NO_2$ 的吸收系数($E_{1cm}^{1\%}$)为 715 计算每袋的溶出量。限度为标示量的 80%,应符合规定。

【**其他**】 应符合颗粒剂项下有关的各项规定。

【**含量测定**】 取装量差异项下的内容物。混合均匀,精密称取适量(约相当于对乙酰氨基酚 40 mg),置 250 ml 量瓶中,加 0.4% 氢氧化钠溶液 50 ml 与水 50 ml,振摇使对乙酰氨基酚溶解,用水稀释至刻度,摇匀,滤过,精密量取续滤液 5 ml 置 100 ml 量瓶中,加 0.4% 氢氧化钠溶液 10 ml,加水至刻度,摇匀,照紫外-可见分光光度计,在 257 nm 的波长处测定吸光度,按 $C_8H_9NO_2$ 的吸收系数($E_{1cm}^{1\%}$)为 715 计算,即得。

 思考题

1. 试分析对氨基酚检查中的实验条件和意义。

2. 颗粒剂中常用的辅料有哪些？对药物检测方法的选择会产生哪些影响？

【颗粒剂质量分析操作技能考核评分标准】

班级：　　　　　　　姓名：　　　　　　　学号：　　　　　　　得分：

项　　目	分值	操作实施要点	得分及扣分依据
基本要求 （5分）	2	工作服干净整洁	
	3	严肃认真，保持实训室秩序，服从实训操作指令	
操作前准备 （10分）	4	能解读对乙酰氨基酚颗粒的质量标准	
	4	检查实训所需用品是否齐全	
	2	在仪器使用登记本上登记仪器的状态信息	
测定操作过程 （60分）	2	性状	
	6	鉴别	
	9	对氨基酚检查	
	18	溶出度检查及其他制剂学检查	
	12	含量测定	
	8	原始数据记录	
	5	数据处理和结果判断	
后期工作 （15分）	8	整理仪器和实训室，填写实训记录	
	7	书写实训报告	
时间控制（5分）	5	6小时内完成操作	
交流提问（5分）	5		
总　　分			

监考教师：　　　　　　　　　　考核时间：

（王启海）

[1] 何建安,付龙,黄沫,等.石英晶体微天平的新进展.中国科学,2011,41(11):1679～1698

[2] 谭伟新.电子天平基本原理和维修.计量技术,2002(8):58～59

[3] 谢庆娟,杨其绛.分析化学.北京:人民卫生出版社,2011:226～229

[4] 朱明华.仪器分析.第3版.北京:人民卫生出版社,2002:80～90

[5] 中国药品生物制品检定所编著.中国药品检验标准操作规范.2010年版.北京:中国医药科技出版社,2010.9

[6] 国家药典委员会.中国药典.二部.2010

[7] 温凯航,赵文昌,温霏雯,等,药物溶出度测定仪的研究进展.海峡药学,2011,23(6):10～12